医療・
MEDICAL LAW,
公衆衛生の法と
PUBLIC HEALTH LAW AND
権利保障
PROTECTION OF RIGHTS

伊藤周平 著

自治体研究社

目　次

医療・公衆衛生の法と権利保障

略語一覧

1 法令等

医療＝医療法

介保＝介護保険法

感染＝感染症の予防及び感染症の患者に対する医療に関する法律（感染症法）

憲法＝日本国憲法

健保＝健康保険法

高齢医療＝高齢者の医療の確保に関する法律

国保＝国民健康保険法

生保＝生活保護法

精神保健＝精神保健及び精神障害者福祉に関する法律（精神保健福祉法）

地域保健＝地域保健法

特措＝新型インフルエンザ等対策特別措置法（特措法）

予防接種＝予防接種法

老福＝老人福祉法

2 文献

伊藤・介護保険法＝伊藤周平『介護保険法と権利保障』（法律文化社、2008 年）

伊藤・後期高齢者医療制度＝伊藤周平『後期高齢者医療制度—高齢者からはじま
る社会保障の崩壊—』（平凡社新書、2008 年）

伊藤・社会保障法＝伊藤周平『社会保障法—権利としての社会保障の再構築に向
けて—』（自治体研究社、2021 年）

伊藤・岐路に立つ＝伊藤周平『岐路に立つ日本の社会保障—ポスト・コロナに向
けての法と政策—』（日本評論社、2022 年）

碓井＝碓井光明『社会保障財政法精義』（信山者、2009 年）

大林＝大林啓吾『公衆衛生法—感染症編—』（弘文堂、2022 年）

加藤ほか＝加藤智章・菊池馨実・倉田聡・前田雅子『社会保障法［第 8 版］』（有
斐閣、2023 年）

島崎＝島崎謙治『日本の医療—制度と政策—［増補改訂版］』（東京大学出版会、
2020 年）

米村＝米村滋人『医事法講義』（日本評論社、2016 年）
四訂詳解＝厚生労働省健康局結核感染症課監修『詳解・感染症の予防及び感染症
　の患者に対する医療に関する法律［四訂版］』（中央法規、2016 年）

3　判例等

［判決］

最判＝最高裁判所小法廷判決

最大判＝最高裁判所大法廷判決

仙台高秋田支判＝仙台高等裁判所秋田支部判決

札幌高判＝札幌高等裁判所判決

東京地判＝東京地方裁判所判決

［決定］

最決＝最高裁判所決定

［判例集・判例収録誌］

民集＝最高裁判所民事判例集

判時＝判例時報

判タ＝判例タイムズ

判例自治＝判例地方自治

賃社＝賃金と社会保障

1　新型コロナ・パンデミックの中の「いのちの選別」

　2020年2月以降の日本での新型コロナウイルス感染症（COVID-19）
のパンデミック（感染拡大）は、医療をはじめとする日本の社会保障
の制度的脆弱さを浮き彫りにした。

　感染拡大の波は3年以上にわたり繰り返され、感染拡大地域で、入
院できる病床の不足で、多くの感染者が入院できず自宅療養を余儀な
くされ、ほとんど「自宅放置」となり、自宅療養中や入院調整中に重
症化し死亡する人が続出した。本来であれば救える命が救えない「医
療崩壊」が生じたのである。医療崩壊の現場では、重症者であっても
入院できず、年齢や患者背景から救命すべきと判断された人だけが入
院できるという状況が生じた。とりわけ、高齢者については、高齢を
理由に人工呼吸器の利用を拒否された事例など、入院治療の優先順位
が低位におかれる医療差別が散見され、「いのちの選別」がさまざまな
場面で行われていたという。[1]

　オミクロン株の爆発的感染拡大による第7波（2022年6月〜11月）
では、1日当たりの感染者数は全国で25万人にのぼり、医療崩壊が繰
り返され、それに伴い、死亡者数が急増した。もともと、重症化、死

1　古賀典夫「医療崩壊といのちの選別」賃金と社会保障1777号（2021年）13-15頁参照。

亡リスクの高い高齢者数が世界最高水準にある日本では、2022年8月末には、週単位の感染者数が世界最多を記録し、死者数も世界最悪水準となり、日本人の平均寿命が、男女ともコロナ感染を理由に下がりはじめる事態にまで至った。

続く第8波（2022年12月〜2023年2月）では、高齢者施設で感染者集団（クラスター）が多発、2022年12月21日からの1週間で発生件数は954件と過去最多を更新した（厚生労働省発表）。特別養護老人ホームなど高齢者施設に入所している要介護高齢者の多くは基礎疾患をもっており、新型コロナへの感染は死亡リスクを高める。しかし、入院医療がひっ迫し、高齢者が感染しても入院できず、施設に留め置かれ、必要な医療を受けることができず施設で亡くなる高齢者が続出し、死者数増の大きな原因となった。第8波だけで、過去最高の2.7万人のコロナ感染死亡者（その8割以上が70歳以上の高齢者）を数え、2023年4月までで累計7.4万人を超えた新型コロナによる死者数の約3割が、第8波の2か月余りで命を落としたことになる。入院できないまま自宅で亡くなった人も、2022年12月には、過去最多の901人にのぼった（警察庁調べ）。

にもかかわらず、国（政府）は、何ら感染対策を打ち出すことなく、現状を放置、それどころか、医療提供体制や検査体制の整備をしないまま、新型コロナの感染症法上の位置づけを、季節性インフルエンザと同等の5類感染症に引き下げた（2023年5月8日）。マスコミでも、コロナ感染症に関する報道はまれになり、過去最大の「医療崩壊」を引き起こし、過去最多の死者数を出した第8波の現実（異常事態）を、国（政府）と大手マスコミは完全に黙殺した[2]。経済活動を回すためには、高齢者がコロナで亡くなっても仕方がない、あるいは高齢者が何

2　和田秀子「死者最多のコロナ第8波―切り捨てられた高齢者―」世界968号（2023年）73頁参照。

人死のうが無関心という雰囲気が作り出されている。

② コロナ禍における生存危機と社会保障の役割

(1) コロナ禍における生存危機

一方で、国（政府）は、2022年12月16日、いわゆる安保関連3文書（国家安全保障戦略、国家防衛戦略、防衛力整備計画）を閣議決定した。同文書は、敵基地先制攻撃を容認するなど、これまでの「専守防衛」原則を大きく崩す内容となっており、日本の外交・防衛政策の大転換といってよい。同時に、2027年度までの5年間で、防衛費をGDP（国内総生産）比2%以上、約43兆円まで増額し、うち5兆円で敵基地攻撃能力を備えるとした。高齢者の命を守るより、武器を購入する方を優先しているというほかない。かくして、2023年度政府予算では、防衛費は対前年度比約1兆4000億円増の過去最大となる6兆8219億円が計上され、岸田文雄首相は、2027年度から不足する4兆円の財源のうち、1兆円強を増税で賄うことを表明した（残りは歳出改革、決算剰余金の活用、防衛力強化資金で賄う）。しかし、世論調査では、防衛費増のための増税には6割以上の国民が反対している。

それはそうだろう。コロナ禍と40年ぶりの記録的な物価高で、多くの国民は生活苦と生存の危機にさらされているからである。都内で「もやい」と「新宿ごはんプラス」が毎週土曜日に行っている食料配布には、コロナ5類移行後の2023年5月末には過去最多の749人が食料受け取りに並んだ。多くの人が日々の食事にも事欠いているのである。また、コロナ禍で、女性や子どもに対する暴力（ドメスティックバイオレンス・以下「DV」という）や虐待が急増している。DVの相談件数は、2020年度は約19万件と、過去最多だった2019年度（11万9000件）の6割増となり、児童相談所が受け付けた児童虐待の相談件数も、

2022年度には21万970件と過去最高を更新し続けている。

　かくして、コロナ禍前の2019年までは減少傾向にあった自殺者数が、2020年には増加に転じ、2万1081人となった（前年比912人、4.5％増）。とくに女性の自殺が前年比15.4％増と急増し（警察庁・厚生労働省調べ。以下同じ）、日本は先進国の中でも自殺者が多い国となっている。2022年の自殺者数（確定値）も、2万1881人で、男女とも前年より増加、なかでも児童・生徒（小中高生）の自殺者数が514人にのぼり過去最多を記録した。女性や若者の自殺、そして経済・生活苦が原因の自殺が増加している。

(2)　社会保障の基本は公的責任

　日本国憲法25条は、国民の「健康で文化的な最低限度の生活を営む権利」（「生存権」といわれる）を明記し（25条1項）、生存権を保障する義務を国（自治体も含む）に課している（同条2項）。

　私たちは、病気で働けなくなったり、障害を負ったり、突然、会社が倒産して仕事を失ったりと、個人の努力ではどうしようもない場面にしばしば遭遇する。そうした場合でも、健康で文化的な最低限度の生活が維持できるように、すなわち生存権を保障するために、国（自治体も含む）の責任で、生活を保障する仕組みが「社会保障」といわれるものである[3]。現代社会では、自分の力や家族や地域での支えあいではどうにもならないことが多いからこそ、社会保障の仕組みが必要なのであり、そのことが憲法に明記されているともいえる。

　憲法の規定に従えば、民間の医療機関の献身的な努力や支援団体の善意の活動に頼るのではなく、国・自治体が、税金を使って、臨時のコロナ専用の医療施設を設置するなど医療提供体制を整備し、子ども・大人食堂のように、生活に困っている人たちへ必要な支援を行う責任、

3　「社会保障」の定義については、伊藤・社会保障法22-23頁参照。

社会保障の仕組みを整える責任（「公的責任」といわれる）があるはずだ（そのために私たちは税金を払っているともいえる）。

(3) 生存権保障と医療を受ける権利

生存権のうちでも、生きる権利、すなわち生命に関する権利（生命権）は、最も重要な人権といっていい。その意味で、国や自治体には、「生存権」が脅かされ、生命の危機にたたされている自宅療養・施設療養中のコロナ感染患者、日々の食事に事欠く生活困窮者、家庭内で虐待を受けている女性や子どもたちの命と暮らしを守る義務があるはずである。

何よりも、コロナ禍で、多くの高齢患者が必要な医療が提供されないまま（医療を受ける権利が保障されないまま）、施設や自宅で亡くなったという事実は、患者とりわけ高齢者の生命権の侵害という人権問題としてとらえるべきであり、国・自治体が生存権保障の義務を、公的責任を果たしていないことを意味している。本書では、こうした権利論の立場から、医療・公衆衛生の法を読み解き、その課題を探る。その前提として、医療を必要とする患者の権利、さらには医療保険の被保険者の権利の具体的内容について整理しておく。

③ 患者・被保険者の権利、とりわけ高齢者の人権

(1) 患者の権利

まず、患者の権利については、従来、日本では、患者は治療の対象ではあっても、権利主体であるという理解は、少なくとも、医療の局面では十分とはいえなかった。

しかし、第2次世界大戦を経て、しだいに、患者の権利を法的に確立する必要性が認識されるようになってきた。その先駆となったのが、

世界医師会の「患者の権利に関するリスボン宣言」(1981 年採択、直近改正 2005 年) である。同宣言では、良質の医療を受ける権利、選択の自由の権利、自己決定の権利、情報に対する権利、健康教育を受ける権利、尊厳に対する権利、宗教的支援等を受ける権利などを規定している。

　日本においては、弁護士を中心とした患者の権利宣言全国起草委員会により「患者の権利宣言 (案)」(1984 年) が、また、患者の権利法をつくる会によって「患者の権利法案」(1991 年、直近改定 2004 年) がまとめられている。後者では、患者の権利として、①医療に対する参加権、②知る権利と学習権、③最善の医療を受ける権利、④安全な医療を受ける権利、⑤平等な医療を受ける権利、⑥自己決定権、⑦差別を受けない権利が挙げられている。さらに、患者の権利の核心として、①十分な情報提供を受けたうえで決定する権利、②プライバシーと自己の尊厳に対する権利、③治療を拒否する権利、④救急医療を受ける権利、⑤権利擁護を受ける (adovocate) 権利を挙げる見解もある[4]。

　本書では、患者の医療を受ける権利を、「患者の権利法案」のうち、③④⑤を参考に、良質かつ適切な医療を受ける権利として位置づける。同時に、まさに生命の危機に瀕した緊急時に、救急医療を受ける権利が保障される必要があるという観点から、生命権を保障する医療を受ける権利を中核に位置づける。そして、コロナ禍で医療を受ける権利が保障されず亡くなる人が続出したことを踏まえ、必要な医療提供 (体制) を求める権利が重要な権利の内容として含まれると考える。

(2) 被保険者の権利

　国民皆保険制度をとっている日本の医療保険では、すべての国民は健康保険など何らかの医療保険に加入しており、医療保険の加入者・

4　G. Annas, *The Rights of Patients.3rd ed.*, New York University Press. 2004.

被保険者としての権利を観念することができる（第1章1参照）。被保険者の権利では、給付を受ける権利（給付受給権）のほか、保険料負担などの免除権が重要である。

社会保障法における負担形式は、受給者の所得などを基準に費用負担を決定する応能負担の方式と、受給者が得る財・サービスの量を基準に負担額を決定する応益負担の方式がある。憲法からは法原則として、応能負担原則が抽出されるとされ[5]、とくに憲法25条を基本理念とする社会保障分野における費用負担は、応能負担が基本となる。

社会保険料では、健康保険や厚生年金保険など被用者保険の保険料は、標準報酬に応じた定率負担となっているが、国民健康保険料や介護保険料の場合は、所得がなくても賦課される応益負担の部分が存在する。国民年金保険料には、所得が低い場合には免除（法定免除および申請免除）の規定（国民年金法89条・90条）があるが、保険料免除の場合は、国庫負担を除いて給付に反映されない。これに対して、国民健康保険料や介護保険料、後期高齢者医療保険料については、軽減の規定はあるものの（最大で7割軽減）、所得なしでも保険料は免除されない。保険料免除は、災害など突発的な事由に限られており、恒常的な生活困窮者は対象になっていない。また、保険料率は一定比率であり、所得税のような累進制が採用されておらず、保険料負担に上限が存在し（厚生年金保険料について標準報酬月額の上限31級で62万円）、高所得者の保険料負担は軽減されている一方で、逆進性の強い保険料負担は、低所得者の家計に重くのしかかり、その生活を圧迫している。後述のように、受給権の保障と免除権の観点から、保険料や一部負担金の軽減、免除が必要となろう（第3章6参照）。

5　北野弘久（黒川功補訂）『税法学原論〔第9版〕』（勁草書房、2022年）116頁参照。

⑶ **健康権**

　一方で、公衆衛生に関する国際人権法上の患者の権利は「健康権」として論じられてきた。すでに、WHO 憲章の前文は「到達可能な最高水準の健康を享受することは、人種、宗教、経済的、社会的条件の如何にかかわらず、すべての人の基本的権利の1つである」と規定し、国際人権（A）規約（経済的、社会的及び文化的権利に関する国際規約。社会権規約）12 条は「この規約の締結国は、すべての者が到達可能な最高水準の身体及び精神の健康を享受する権利を有することを認める」と規定している。健康権の具体的内容としては、社会権規約の一般的意見第 14 において健康権の指針として示されており、具体的には、①利用可能性、②アクセス可能性、③受容可能性、④質があげられている。国際人権法上の健康権は、国家の保障する義務と措置をとる義務を規定しているといえる。

　とはいえ、健康権の範囲は多岐にわたり一義的に確定できるわけではない。そもそも、日本語の「健康」の概念自体が、きわめてあいまいであり、2002 年に制定された健康増進法ですら「健康」の定義を行っていないのが現状である。[6] 健康権の内容は抽象的であり、一定の具体的内容を確定することが困難であって、独立した具体的権利とはいいがたいとする判例もある（東京地判 1997 年 4 月 23 日判タ 983 号 193頁）。もっとも、同判決は、生命、身体、健康は保護されるべき利益（人格的利益）であり、不法行為法上保護されるべき利益であることは認めている。以上のことから、公衆衛生における公的責任の根拠として、個々人の健康権（人格的利益）を位置づけることは可能であろう。

⑷ **コロナ禍における高齢者の人権侵害と「人権保障アプローチ」**

　前述のように、コロナ禍では、重症化・死亡リスクの高い高齢者が新

6　大林啓吾「感染症の憲法問題」大林啓吾編『感染症と憲法』（青林書院、2021 年）31 頁参照。

型コロナに感染し、必要な医療が提供されないまま亡くなったり、医療上の差別を受けるなど、高齢者に集中的に人権侵害が生じた。

　WHO（世界保健機構）が新型コロナ感染症のパンデミックを宣言した（2020年3月11日）直後の同年3月27日には、国際連合（以下「国連」という）に所属する専門家の連名で、高齢者に対して医療上の差別を許さず、社会的排除を防ぐなどの保護を求める内容のメッセージが公表された。同年5月1日には、高齢者に特化した国連事務総長のメッセージと政策概要「高齢者への新型コロナウイルス感染症の影響」（以下「国連政策概要」という）が公表された。国連政策概要では、医学的治療優先度の選別決定（トリアージプロトコール）は、年齢や既存の障害、または主観的なバイアスにもとづくのではなく、医学的ニーズ、倫理的基準、および利用可能な最良の科学的証拠にもとづくことを保障する必要があること、すなわち高齢者に影響を与える難しい医療決定プロセスにおいて、高齢者の尊厳と健康の権利の尊重を保障する必要性が強調されている[7]。コロナ感染患者、とりわけ高齢者の生命権、健康権の保障を最優先する「人権保障アプローチ」を特徴としているといえる[8]。

　国連政策概要については、日本を含む146の国連加盟国がこれを支持する共同声明を出しているが、残念ながら、日本では、国連政策概要を具体化するどころか、コロナ禍での高齢者の差別（エイジズム）や人権侵害が深刻化し、それを人権侵害として認識、可視化することすら十分なされていない。本書では、こうした問題意識から、国連政策概要が提案している「人権保障アプローチ」に立脚し、とりわけ高齢者の生命権、健康権の保障という観点から、高齢者医療改革・公衆衛生政策を分析する（第4章・第6章）。

7　詳しくは、羽田鯉生「新型コロナウイルス感染症（COVID-19）と高齢者の人権」賃金と社会保障1764号（2020年）6-7頁参照。
8　鈴木静「コロナ禍における医療政策の課題と展望」法の科学53号（2022年）59頁参照。

4 本書の目的と構成

　本書は、新型コロナのパンデミックにより引き起こされた医療崩壊と公衆衛生の機能不全いう現実を踏まえて、患者の権利（とりわけ医療を受ける権利、それによって保障される生命権ともいうべき究極の人権）の保障という観点から、健康保険法、国民健康保険法、高齢者医療確保法（高齢者の医療の確保に関する法律）、医療法、感染症法（感染症の予防及び感染症の患者に対する医療に関する法律）といった医療・公衆衛生の法制度の法的問題・課題を考察することを目的としている。

　まず、医療を受ける権利を保障する医療に関する法（医療保障法）と公衆衛生に関する法（公衆衛生法）の法体系と構造を概観する（第1章・第2章）。ついで、医療保険制度改革について、国民健康保険の都道府県単位化、患者負担増などの諸問題を、患者・被保険者の権利の観点から（第3章）、また、高齢者医療確保法・高齢者医療改革の諸問題と課題を、保険料や窓口負担などの費用負担、後期高齢者支援金などの財政調整、医療費適正化計画や特定健診・特定保健指導にわたり、高齢者の権利の観点から考察する（第4章）。さらに、医療法・医療提供体制の改革の諸問題と課題を、医療計画、地域医療構想と病床機能報告制度・外来機能報告制度、診療報酬による病床削減の誘導などの問題を中心に、患者の医療を受ける権利の観点から（第5章）、公衆衛生・感染症法の諸問題を、同じく患者の医療を受ける権利の観点から、それぞれ考察し、現時点での課題を提示する（第6章）。最後に、医療保険と関連の深い介護保険法について、要介護者の権利保障の観点から、制度導入の目的とその本質、これまでの介護制度改革について考察し、安心できる介護制度の確立に向けての課題を探る（終章）。

第 1 章

医療に関する法
―医療保障法―

1　医療保障の法と体系

(1)　医療保障法の概要

　医療に関する法は「医療保障法」として、社会保障法学の分野で考察
の対象とされてきた。社会保障法学では、日本国憲法 25 条の生存権の
規定を規範的根拠としつつ、医療保障法を「健康の維持・増進、疾病
の予防、治療、リハビリテーション等の包括的な医療サービスを、国
民の権利として保障する法の体系」と定義する見解がある[1]。このよう
に、社会保障法学では、医療を必要とする人の生存権（より具体的に
は、生命権や健康権など）を保障するための法の体系として、医療に
関する法をとらえ、主に医療保険など給付の法を中心に据えて考察が
なされてきた。

　一方で、「医療に関する法律」は総称して「医事法」ともいわれ[2]、医
事法学の分野が存在する。「医事法」は、医療に関する法律関係全般を
さし、医師の行動を規制する側面と、医療の供給等に関する側面の両
者が含まれるとされる[3]。内容的には、医師や看護師など医療関係者の

1　井上英夫「医療保障法・介護保障法の形成と展開」日本社会保障法学会編『講座社会保障法
　／第 4 巻／医療保障法・介護保障法』（法律文化社、2001 年）12 頁。

2　米村 1 頁参照。

3　手嶋豊『医事法入門〔第 6 版〕』（有斐閣、2022 年）1 頁参照。

資格・業務、医療提供体制、医療事故、薬事、感染症対策、終末期医療、脳死問題や臓器移植、生命倫理など多岐にわたっている。そして、医療提供体制の考察は、主に医事法学の分野でなされてきた。

2000年代に入ると、医療保険と医療提供体制を医療保障の法として一体的に整備するような立法が続き、さらに、社会保障法学の分野でも、裁判規範のみならず、政策指針となりうるような政策規範の確立を志向した議論がなされるようになり、医療提供体制に関する法（とりわけ医療法）の考察が進んだ。また、医療の給付は現物給付とされていること、何よりも、患者の医療を受ける権利（生存権）を保障するためには、医療提供体制の整備が不可欠であることから（このことは、序章で述べたように、コロナ禍で、コロナに感染しても入院治療できず死亡する人が多数にのぼったことからも明らかであろう）、給付の基盤となる医療提供体制に関する考察の必要性が強く認識されるようになってきた。

本書では、医療に関する法を、社会保障法学の用法に従い「医療保障法」と総称し、医療を必要とする人（患者）の生存権（とくに生命権）を保障する法体系と定義する。そのうえで、①医療提供体制に関する法、②医療保険に関する法（高齢者医療に関する法も含む）、③公費負担医療に関する法に区分して、それぞれの内容と特徴について概観する。

(2)　医療提供体制に関する法

医療提供体制に関する法は、医療法を中核とし、医療従事者に関する法律として、医師法、歯科医師法、薬剤師法、保健師助産師看護師法（以下「保助看法」という）、理学療法士及び作業療法士法、臨床検査技師等に関する法律、救命救急士法などがあり、医療従事者の資格等について定めている。

医療法は「医療を受ける者の利益の保護及び良質かつ適切な医療を効率的に提供する体制の確保」を目的としており（医療1条）、憲法の個人の尊重（13条）や法の下の平等（14条）、生存権保障（25条）の規定を受けて、「生命の尊重と個人の尊厳の保持を旨とし」、「医療の担い手と医療を受ける者との信頼関係」にもとづくことを、医療提供の基本理念としている（医療1条の2）。その意味で、医療提供の理念を明確にする「医療の憲法」ともいうべき基本法とされている。[4]

　とはいえ、医療法全9章のうち、医療提供体制の確保に直接充てられているのは、第5章の24カ条だけであり、多くの条文は、病院、診療所などの医療機関に対する管理・規制を定めたものとなっている。同時に、医師、歯科医師、薬剤師、看護師その他の医療関係者の責務についても詳しく規定しており、医療法の特徴は、国が医療従事者に対して課す責務の形態をとっている点にある。その間接的な効果として、患者は「良質かつ適切な医療」「適切な説明」などを受けるにとどまり、患者の権利という観点から規定されているわけではなく、依然として規制法としての性格が強い。[5]

⑶　医療保険に関する法

　医療保険の分野では、日本では、世界的にみても、比較的早い時期の1922年に、業務上および業務外の傷病を給付対象とする健康保険法が制定された（制定の翌年に関東大震災が発生し、実施は1927年から）。1947年に、労働者災害補償保険法（労災保険法）が制定され、業務上傷病（仕事中の傷病）については労災保険の対象となり、健康保険の対象外となった。1958年には、国民健康保険法が全面改正され、国民健康保険が市町村を保険者とする強制加入の仕組みとなり、1961

4　姫嶋瑞穂『医事法学入門〔第2版〕』（成文堂、2021年）19頁参照。
5　内田博文『医事法と患者・医療従事者の権利』（みすず書房、2021年）39頁参照。

年4月から、全市町村で国民健康保険事業がはじまり、すべての国民が医療保険に加入する「皆保険」がスタートした。

1973年には、老人福祉法の改正により、70歳以上の老人医療の無料化が実現した（所得制限があったが、実質的に大半の高齢者が対象となった）。しかし、老人医療の無償化は、公費支出の増大をもたらし、1982年には、老人保健法が制定され（翌年から施行）、定額の一部負担金が導入され、無料化はわずか10年で終結した。高齢者の一部負担金（窓口負担）は、2001年からは、定率1割負担とされた。

2000年には、介護保険法の施行により、老人保健施設の給付など高齢者医療の一部が介護保険の給付に移行し、2008年には、老人保健法を全面改正した「高齢者の医療の確保に関する法律」（以下「高齢者医療確保法」という）が施行され、75歳以上の高齢者を被保険者とする後期高齢者医療制度が導入され、現在に至っている。

日本の医療保険には、職業・職種などを基準とする被用者保険と居住地域等を基準とする地域保険とがある。職域保険には、①組合管掌健康保険（以下「組合健保」という）、②健康保険協会管掌健康保険（以下「協会けんぽ」という）、③国家公務員共済組合（国家公務員および公共企業体の被用者が加入）、④地方公務員等共済組合（地方公務員および公共事業体の被用者が加入）、⑤日本私立学校振興・共済事業団（私立の学校法人の被用者が加入）、⑥国民健康保険組合（特定の自営業者が加入。以下「国保組合」という）がある。このうち、⑥を除いたものを被用者保険という。①②の根拠法は健康保険法で、③④⑤の根拠法は、国家公務員共済組合法、地方公務員等共済組合法、私立学校教職員共済法である。また、地域保険として、⑦国民健康保険（被用者保険等に加入していない地域住民が加入）と⑧後期高齢者医療制度がある。⑥⑦の根拠法は、国民健康保険法で、⑧の根拠法は、高齢者医療確保法である。なお、医療保険と関係の深い地域保険に介護保険があ

り、市町村が保険者となっている。根拠法は介護保険法である。

　常時700人以上の被用者を使用する企業は、健康保険組合（以下「健保組合」という）を設立することができ、①の組合健保の保険者は、この健保組合である。同業種の複数の企業が共同で、総合健保組合を設立することや、都道府県単位で、複数の健保組合が合併して地域型健保組合を設立することもできる。②の協会けんぽの保険者は全国健康保険協会である。全国健康保険協会は、組合健保に加入していない健康保険被保険者が加入する単一の組織で、独立の法人格を持ち、都道府県ごとに支部を置いている。また、⑦の国民健康保険については、都道府県と市町村が保険者となり、市町村が保険料の徴収、適用・給付などの業務を行っている（以下「自治体国保」という）。⑧の保険者は、都道府県を単位とする後期高齢者医療広域連合である。

　このほか、船員およびその扶養家族を対象に、医療等を給付する船員保険があるが、被保険者の減少にともない、2010年以降、その職務外疾病部門等の支給に関しては、協会けんぽが実施し、職務上の部門は労災保険に、失業給付の部門は雇用保険に統合されている。

(4)　公費負担医療に関する法

　公費負担医療は、保険料を徴収せず全額を税財源により、特定の集団や傷病を対象として医療給付を行うもので、①国家補償的性格を有するもの、②公衆衛生的性格を有するもの、③福祉的医療の３つに区分される。

　このうち、①の法律として、原子爆弾被爆者に対する援護に関する法律（以下「被爆者援護法」という）、戦傷病者特別援護法、予防接種法などがある。また、②の法律として、感染症の予防及び感染症の患者に対する医療に関する法律（感染症法）、精神保健及び精神障害者福祉に関する法律（精神保健福祉法）による措置入院、予防接種法（同法

は、国家補償的性格と公衆衛生的性格をあわせもつ）などがある。さ
らに、③については、生活保護法による医療扶助、障害者の日常生活
及び社会生活を総合的に支援するための法律（障害者総合支援法）に
よる自立支援医療（障害児に対する育成医療と身体障害者への更生医
療などを統合）などがあり、公費負担により医療保険の患者負担分を
軽減する方式をとっている。②の公衆衛生的性格を有する法について
は、次章で考察する。

② 医療法と医療提供体制

(1) 医療提供施設と医療従事者

　医療提供体制に関しては、前述のように、中核となる法律として医
療法がある。医療法では、国民に医療を提供する施設を「医療提供施
設」と定義しており（医療1条の2第2項）、病院、診療所、介護老人
保健施設などが含まれる。病院と診療所は「公衆又は特定多数人のた
めに医業又は歯科医業を行う場所」であるが、病床数に応じて区別さ
れており、病院は20床以上、診療所は19床以下または入院施設のな
いもの（無床診療所）をいう（医療1条の5）。また、厚生労働大臣の
承認を要件として、高度の医療提供等に関わる特定機能病院が、都道
府県知事の承認を要件として、地域医療の確保を支援する役割をもつ
地域医療支援病院が法定化されている（医療4条・4条の2）。

　病院に設置される病床は、精神病床、感染症病床、結核病床があり、
これらの病床以外の病床で、長期療養の患者を入院させるものを療養
病床といい、これら4種類以外の病床が一般病床である（医療7条2
項）。病院等の人員配置基準は、たとえば、一般病床の看護師配置基準
で、患者3人に対して看護師1人（3：1）となっている。

　医療従事者については資格制度があり、すべて免許制になっており、

前述の医師法や保助看法などの個別法で、資格の得失に関する要件や手続が定められている。資格には、特定の業務に従事することを許可し資格保持者以外の業務実績を禁じる業務独占と、特定の名称を用いることを許可し資格保持者以外の名称使用を禁ずる名称独占がある。医師、歯科医師、看護師、薬剤師などは業務独占と名称独占を備えている。

　医療従事者のうち、医師と歯科医師のみが包括的な医業（医療行為の実施）を行うことができ、医師はすべての医療行為が可能である。医師以外の医療従事者の医療行為については、原則として医師の関与が必要とされ、指示や指導のほかに、同意、処方せんなどが必要となる。同様のことは、看護師の業務独占である「療養上の世話又は診療の補助」にも妥当し（保助看法5条）、看護師は医療行為の一部を医師の指示のもとに行うことができるほか、臨床検査技師や理学療法士に対しても看護師の業務独占が部分的に解除されている。なお、医師には、正当な事由がないかぎり診察治療の求めを拒んではならないという応諾義務が課されている（医師法19条）。

(2)　医療施設の設置主体と医療法人

　医師・歯科医師が診療所を開設する場合には、開設後10日以内に診療所所在の都道府県知事にその旨を届け出なければならない（医療8条）。医師以外の者による医療施設の開設は、開設地の都道府県知事の許可が必要となる。営利を目的とする場合には、許可を与えないことができる旨が規定されており（同7条6項）、株式会社などが医療施設を開設することは認められていない。

　医療法は、医療施設の経営を目的とする社団や財団を医療法人として設置することを認めている（39条）。2006年の医療法改正により、非営利性を徹底させた医療法人の中でも、小児救急医療、災害医療、へ

き地医療などを実施し、社会的ないし公共的機能を強化したものが社会医療法人として法定化された（医療42条の2）。社会医療法人は、公共的な医療事業を経営する必要から、収益事業が認められ、直接金融手段として社会医療法人債の発行が可能となる（同54条の2）。一方で、事業の透明性を確保するため、外部の公認会計士または監査法人による会計監査が義務づけられている（同51条5項）。

　また、2015年の医療法改正で、地域の医療機関相互の分担・連携を促進し、質の高い医療を効率的に提供する地域医療連携推進法人制度が創設され（医療70条）、病床過剰地域においても、参加法人間での病床融通が可能となっている。

(3)　病院開設許可と指定制度

　医療法は、病院開設の際に、都道府県知事（診療所の場合は、保健所を設置する市・特別区の市長・区長）の許可を得ることを要求している（7条1項）。開設要件の中心は、施設の構造設備と人員で（医療21条・23条）、これを満たしていれば、都道府県知事は許可を与えなければならない（同7条4項）。

　医療保険制度のもとで保険給付を行うには、病院・診療所または薬局は、保険医療機関または保険薬局として、厚生労働大臣による指定を受けなければならない（健保63条3項）。保険医療機関等で医療に従事する医師・歯科医師・薬剤師も、厚生労働大臣の登録（保険医・保険薬剤師）を受ける必要がある（同64条）。いわゆる二重指定制である。[6] 指定を行おうとするときは、厚生労働省大臣は、地方社会保険医療協議会に諮問する。

6　二重指定制が採用された理由は、医療機器の発達や診療内容の細分化に伴い、医師周辺の人的・物的資源を把握している医療機関を指定した方がより実態に合致するからとされる。国民健康保険中央会広報部編『国民健康保険法の解釈と運用』（社会保険出版社、2000年）279頁参照。

医療保険制度では、指定を受けた医療機関が、保険者との契約関係にもとづいて、つぎにみる療養の給付を行うという仕組みが取られている。保険医療機関等の指定の法的性格は、公法上の契約と解する見解および裁判例（大阪地判 1981 年 3 月 23 日判時 998 号 11 頁）もあるが、指定が医療機関等からの申請にもとづいて行われ、指定の要件等は健康保険法で詳細に定められていること、保険医療機関等の指定取消し（健保 80 条）は行政処分とされていること（大阪高決 1982 年 2 月 23 日判タ 470 号 187 頁）などから、指定は行政処分で、これにより契約関係が形成されると解するのが妥当である。[8]

3 医療保険の給付構造と診療報酬制度

(1) 療養の給付と一部負担金

ついで、医療保険各法に規定されている医療保険の給付構造について概観する。

医療保険の医療の給付は「療養の給付」といわれ、①診察、②薬剤または治療材料の支給、③処置・手術その他の治療、④居宅における療養上の管理およびその療養に伴う世話その他の看護、⑤病院または診療所への入院およびその療養に伴う世話その他の看護として法律に列挙されている（健保 63 条 1 項、国保 36 条 1 項）。いずれも現物給付である。

日本では、保険者が直営の医療機関を有している場合は少なく、多くを民間の医療機関が療養の給付を行い、それに要した費用を保険者から医療機関に支払う仕組みがとられている。療養の給付にかかる費用の一部は、患者の一部負担金（窓口負担）とされているので、保険

7　『健康保険法の解釈と運用〔平成 29 年度版〕』（法研、2017 年）482 頁参照。
8　東京地判 2012 年 11 月 1 日判時 2225 号 47 頁も、指定を保険医療機関と保険者の契約関係を包括的に成立させる形成的な行政行為と解している。

図表1-1　医療保険の一部負担金

	一般・低所得者	一定所得以上の者	現役並み所得者
75歳以上	1割負担	2割負担	3割負担
75歳まで	2割負担		
70歳まで	3割負担		
6歳まで （義務教育就学前）	2割負担		

出所：筆者作成。

者が医療機関に支払うのは一部負担金を除いた額となる。

　一部負担金は、年齢に応じて療養に要した費用の1割から3割となっている。義務教育就学前の6歳児までが2割、義務教育就学児から70歳までは3割、70歳以上75歳未満の者は2割、75歳以上は1割とされている。ただし、70歳以上の高齢者のうち、課税所得が145万円以上（単身世帯の場合）ある者は現役並み所得者として3割になる。また、2022年10月より、75歳以上の高齢者のうち、課税所得が28万円かつ年収200万円以上（単身世帯）の者は2割になっている（**図表1-1**）。被用者保険の被保険者本人については、1984年に1割負担が導入され、2003年には3割にまで引き上げられ、被保険者の扶養家族と同一になっている（国民健康保険加入者は従来から3割）。乳幼児の一部負担金については、すべての自治体で助成制度があり、無償化など負担の軽減がはかられている。

　前述のように、業務上の傷病については労災保険法による給付が行われるため、健康保険法の療養の給付は、業務外の傷病を対象としている。しかし、雇用形態の多様化にともない、労働者に近い立場で業務に従事する中小企業の役員やシルバー人材センターを通じて請負業務を行う者が傷病を負った場合には、労災保険からも健康保険からも療養の給付が行われないという問題が顕在化した。そこで、2013年に

健康保険法が改正され、健康保険の被保険者や被扶養者の傷病が業務災害として労災保険の対象にならない場合には、健康保険の給付対象となるに至っている（健保1条）。

(2) 診療報酬の仕組み

保険医療機関の提供する診療・治療行為（療養の給付）の対価が「診療報酬」であり、その内容は、健康保険法にもとづいて厚生労働大臣が制定する診療報酬点数表などで示される。保険医療機関または保険薬局（以下「保険医療機関」と総称）が「保険医療機関及び保険医療養担当規則」（以下「療養担当規則」という）など法令にもとづいて療養の給付を実施した場合、保険者は、療養の給付に関する費用、すなわち診療報酬を支払うことになる[9]。療養の給付に関する費用は、療養の給付に要する費用から患者が負担する一部負担金に相当する金額を差し引いた額である（**図表1‐2**）。

療養の給付に関する費用は、提供された個別の診療行為について点数（1点＝10円）が設定されており、診療行為の点数を積み上げていく出来高払い方式をとっている。出来高払い方式は、基本的に、必要な医療が治癒するまで保険給付される点で患者にとっては安心できるが、過剰診療を招きやすいという問題もある。そこで、大学病院など高度先端医療を提供する特定機能病院を中心に、「医師による診断」と具体的に提供された「診療行為」にもとづき診断群分類により報酬を決定する定額払い（包括払い）方式が導入されている。この方式は、手術料や麻酔料などの出来高部分と入院基本料や検査など包括評価部分（診断群分類包括評価：Diagnosis Procedure Combination, DPC）からなる。DPC は、1日当たり定額の医療費が支払われる方法で、基本的

9　二重指定制における保険医の登録制度は、療養担当規則に従って診療が行われることを確実にするとともに、診療についての医師個人の責任を明確化するという側面がある。前掲注7）『健康保険法の解釈と運用』534頁参照。

図表1-2　医療保険の給付と診療報酬の仕組み（健康保険の場合）

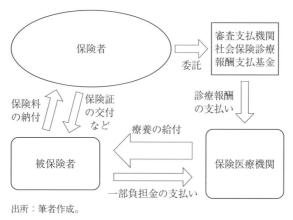

出所：筆者作成。

に入院期間が長くなると減っていく仕組みで、療養病床にも包括払い方式が導入されている。

　療養の給付を行った保険医療機関は、これに要した費用の合計額から被保険者の支払った一部負担金を除いた額を、保険者に請求する。その際に利用されるのが、診療報酬明細書（レセプト）である。従来は、紙媒体を利用していたが、現在では「レセプト電算処理システム」が構築され、電子レセプトによる請求となっている。

　保険者は、レセプトの審査とその結果にもとづく保険医療機関への診療報酬の支払事務を、健康保険等については社会保険診療報酬支払基金（健保76条5項）、国民健康保険については国民健康保険団体連合会（国保45条5項）へそれぞれ委託している。これらの組織は審査支払機関といわれる。現在、すべての保険者が委託を選択している。

　保険者が審査支払機関に審査支払を委託した場合、これは公法上の契約関係に該当し、診療報酬支払義務は、保険者から審査支払機関に移り、審査支払機関は、保険医療機関に対して直接に診療報酬支払義務を負うとするのが判例である（最判1973年12月20日民集27巻11

号 1594 頁）。問題は、審査支払機関は、どの程度まで個々の診療行為を審査できるかである。というのも、療養担当規則の内容は、たとえば、「投薬は、必要があると認められる場合に行う」（20 条）など、抽象的・概括的だからである。医師の裁量の範囲は広いと考えられるが、裁判例は、審査支払機関は、計算ミスなど形式面のみならず、診療内容の妥当性を含めた実質面まで審査できるとする（東京高判 1979 年 7 月 19 日判夕 397 号 75 頁）。実際、審査支払機関には医療の専門家からなる審査委員会が設置されている。

　審査支払機関は、レセプトに記載された診療行為や使用薬剤などが保険診療として適切かを審査し、支払いを行う（健保 76 条 4 項、国保 45 条 4 項）。不適切と判明した場合には、請求の全部または一部について支払いを拒否することができる。この支払拒否は、保険医療機関の提示した診療点数を保険者が減じる形式で行われるため、減点査定といわれる。法的には、保険医療機関が療養担当規則などの規制に従って保険診療を行う義務を負っており、これに違反した場合に、診療報酬が減額される仕組みといえる。

(3)　診療報酬による政策誘導

　診療報酬点数表は、前述のように、1 点＝10 円で算定されるが、厚生労働大臣が、中央社会保険医療協議会（以下「中医協」という）に諮問して決定する。法律上、中医協は、諮問に応えて診療報酬の決定につき意見を述べる役割を与えられているにすぎないが、実際には、診療報酬額は中医協の提案にもとづいて決定されており、影響力の大きい会議体である。中医協は、①被保険者・保険者・使用者（事業者）の代表 7 名、②医師・歯科医師・薬剤師の代表 7 名、③公益代表 6 名から構成されており、医療提供者側（②）と費用の支払側（①）の当事者代表が同数ずつ参加し、医療の価格決定の交渉を行っているともい

える。

　ここで決定される診療報酬点数表は、保険診療の「公定価格表」にとどまらず、個々の点数につき請求要件を規定した「算定要件集」[10]でもある。診療報酬の体系は、保険給付の範囲を決めるとともに、算定要件の設定などを通じて、保険診療の内容や質・量までも制御する。また、医療機関（特に民間病院）は、経営原資のほぼすべてを診療報酬に依存しており、2年に1度の診療報酬改定は、医療機関に大きな影響を与える。そのため、診療報酬改定を用いた政策誘導が可能となっている。前述のように、個別的な保険診療の内容の規制のほか、近年では、たとえば、特定の診療報酬の高い（それゆえ医療費がかかる）病床の削減という目的のために、特定の病床の算定要件を厳格にする仕組みなど、医療費抑制といった政策目的を達成するためのツールとして用いられている。

　医師が処方する医薬品も診療報酬上の薬価が決められる。医薬品のうち後発医薬品（以下「ジェネリック医薬品」という）は、先発医薬品と同一の有効成分を同一量含み、同一経路から投薬する製剤であり、効能・効果、用法・用量が原則的に同一で、先発医薬品と同等の臨床効果・作用が得られる医薬品である。先発医薬品について開発者が有する特許が切れてから開発・販売されるため、通常は先発医薬品よりも価格が安くなる。そこで、医療費抑制のため、ジェネリック医薬品の普及を促すべく、処方・調剤等について診療報酬の加算が行われている。日本におけるジェネリック医薬品のシェアは近年大きく上昇し、8割近くを占めるに至っている。しかし、2021年に、ジェネリック医薬品の大手製造会社が不祥事により営業停止に追い込まれ、現在、ジェネリック医薬品の品薄状態が続いており、一部の通常医薬品（およそ

10　島崎448頁。笠木映里『公的医療保険の給付範囲—比較法を手がかりとした基礎的考察—』（有斐閣、2008年）16-17頁も参照。

3000 種類）にも品薄状態が波及している。

⑷　混合診療禁止の原則と保険外併用療養費

　現在の医療保険では、国民皆保険制度を前提に、国民の生命・健康を守るために必要な医療は、すべて保険から給付することが原則となっている。混合診療は、その原則を崩し、患者の経済格差による医療内容の格差をもたらすことから、明文の規定はないが、禁止されると解されている。そのため、保険がきく診療（療養の給付に該当する保険診療）と保険がきかない診療（自由診療）を組み合わせた混合診療を行った場合は、保険診療相当部分についても給付が行われず、患者の全額自己負担となる。

　2006 年の健康保険法等改正により、厚生労働大臣が指定する一部の高度先進医療等を対象とした「評価療養」（健保 63 条 2 項 3 号）と特別の病室等の提供などを対象とした「選定療養」（同 4 号）について、療養の給付と併用した診療を保険外併用療養費の支給対象とする仕組みが導入された（健保 86 条 1 項）。従来の特定療養費制度では、特定承認保険医療機関にしか認められなかった評価療養を、すべての保険医療機関に開放した点で、保険外併用療養費制度の導入は大幅な規制緩和といえる。

　混合診療を受けたがん患者である原告が、療養の給付に該当する診療部分については保険給付を受けることができる権利を有することの確認を求める訴訟（行政事件訴訟法 4 条後段）を提起した事例で、最高裁判決（2011 年 10 月 25 日民集 65 巻 7 号 2923 頁）は「（保険外併用療養費）制度の趣旨及び目的や法体系全体の整合性等の観点からすれば、（健康保険）法は、先進医療に係る混合診療のうち先進医療が評価療養の要件に該当しないため保険外併用療養費の支給要件を満たさないものに関しては、被保険者の受けた療養全体のうちの保険診療

相当部分についても保険給付を一切行わないものとする混合診療保険給付外の原則（混合診療禁止原則）を採ることを前提として」いるとし（括弧は筆者）、混合診療禁止原則を認める解釈を示したことで、この問題は司法的に決着がついたといえる。なお、2015 年 4 月から、患者申出療養が保険外併用療養費に新たに加えられている（第 3 章 3 参照）。

4 医療保険財政と保険料

(1) 医療保険の財源と運営方式

医療保険の財源は、被保険者および事業主（被用者保険の場合）が負担・納付する保険料と公費負担および患者の一部負担金からなる（患者負担分を除いた部分が「医療給付費」といわれる）。

医療保険の運営方式は、自治体国保の場合は、保険者である都道府県・市町村の行政部門が保険事業を運営する直営方式であり、都道府県・市町村の一般会計から独立した特別会計を設定して運営を行う。保険料は、各市町村の条例で定める。

これに対して、健康保険の保険者は、前述のように、健保組合と全国健康保険協会である。健保組合の設立に当たって、適用事業所の事業主は、被保険者の 2 分の 1 以上の同意を得て規約を作成し、厚生労働大臣の認可を得なければならない（健保 12 条 1 項）。健保組合には、議決機関である組合会がおかれる（同 18 条）。組合会は、事業主や被保険者を代表する議員によって構成され、保険料率などを定めた規約[11]

11　国保組合にも組合会がおかれる（国保 26 条）。健保組合や国保組合は、組合方式を採用しているが、被保険者を構成員とする社団としての性格が強いとされる。これに対して、国家公務員共済組合や地方職員共済組合（道府県職員の共済組合）などは、年金保険（長期給付）と医療保険（短期保険）を同時に所管し組合財産たる巨額の積立金に法人格を付与したと理解できることから、財団としての性格が強いとされる。加藤ほか 180 頁（倉田聡執筆）参照。

を変更する場合には、組合会の議決を経なければならない（同 19 条）。保険料率は健保組合ごとに異なることとなる。

　全国健康保険協会は、健保組合の組合員でない被保険者が加入する単一の組織で（健保 7 条の 2）、運営委員会が設置される（健保 7 条の 18）。また、都道府県ごとに設置される協会支部には評議会が設置され、労使代表の委員で構成される（同 7 条の 21 第 1 項）。

(2)　健康保険の保険料

　健康保険の保険料は、被保険者の標準報酬月額（50 段階。健保 40 条）と標準賞与額（健保 45 条）を定め、それに保険者が定めた一般保険料率（基本保険料率と特定保険料率を合算した率）を掛けて算出され、所得に応じた保険料設定になっている。総報酬制が導入されており、賞与（ボーナス）にも標準報酬月額と同率の保険料率がかかる。もっとも、一定以上の収入の者に対しては、同一の標準報酬が適用されるため（健康保険の場合は、月額 135 万 5000 円以上の収入を得る者については、すべて 50 級、月額 139 万円の標準報酬が適用される）、応能負担といっても上限が設定されている。これらは、応能負担を貫徹すると、受益とかけ離れた負担を特定の被保険者に課すことになる状況を避けようとするものであり、違憲と判断されるような不合理はないとするのが判例である（横浜地判 1990 年 11 月 26 日判時 1395 号 57 頁）。

　事業主は、被保険者と折半で保険料を負担し、保険者に保険料を納付する義務を負う（健保 161 条 1 項・2 項）。通常は、事業主が被保険者の給与から保険料を天引きし、事業者負担分と合わせて保険料を納付する。健保組合と健康保険協会は、1000 分の 30 から 1000 分の 130 までの範囲で一般保険料率を決定する（同 160 条 1 項・13 項）。

　健保組合では、組合会の議決にもとづき保険料率を規約で定め、平

均の保険料率は 9.23％ となっている（2021 年度決算。健康保険組合連合会「決算概況報告」）。協会けんぽの場合は、都道府県の支部ごとに保険料率が設定されるため、都道府県によって保険料率が異なることとなる。平均保険料率は、2012 年度に大幅引上げとなり、それ以降、国庫補助率を 16.4％ に引き上げるなどの政府の財政支援措置と準備金の取り崩しなどにより、現在まで、全体の平均保険料率 10％ 台を維持している。ただし、各支部（都道府県）の保険料率の格差が大きく、2023 年度で、最も高い佐賀支部で 10.51％、最も低い新潟支部で 9.33％ と、その差は 1.18％ となっている。

(3) 国民健康保険料

　国民健康保険の保険料は、自治体国保の場合は、国民健康保険法の規定にもとづく国民健康保険料のほか地方税法の規定にもとづく国民健康保険税として賦課することができる（国保 76 条 1 項、地方税法 703 条の 4 第 1 項）。大都市では保険料方式を採用する例が多いが、全体では保険税方式を採る市町村が多い。[12] ただし、保険料と保険税とでは、保険税とした方が徴収権の優先順位が高くなる（国税・地方税→社会保険料の順）などの相違のほかは、賦課や免除、軽減の算定方法について本質的な差異はみられない（以下、両者の区別の必要がある場合を除き「国民健康保険料」で総称）。

　国民健康保険料の賦課は、世帯を単位として行われ、世帯主に保険料の納付義務が課せられる（国保 76 条 1 項）。保険料額は、政令で定める基準により条例または規約で定めるとされている（国保 81 条）。具

12　碓井 245 頁参照。2021 年 3 月末で、保険税方式をとる市町村が 1502、保険料方式 239 で、保険税方式の市町村が全体の 86.3％ を占める（総務省自治税務局調査。以下の数値も同じ）。ただし、保険料方式は大都市に多いため、被保険者数でみると、保険税方式の被保険者数は全体の 53.1％、保険料方式では 46.9％ となっている。こうした保険税の採用を国民健康保険事業の一般行政化と捉える見解として、新田秀樹『国民健康保険の保険者』（信山社、2012 年）208 頁参照。

体的には、基礎賦課額（介護納付金の納付に要する費用を除いた国民健康保険事業に要する費用）を算定し、これを応能割（支払能力に応じて課すもの）と応益割（支払能力に関係なく一定の条件に当てはまれば課すもの）とを組合せた方法で計算して、各世帯に賦課される保険料額が決定される。従来は、応能割と応益割の組み合わせ比率は7対3などの自治体が多かったが、1995年の国民健康保険法の改正以降、同比率を5対5へと変更することが推進され、現在では多くの自治体で5対5となっている。また、被保険者全員が65歳以上75歳未満の世帯の世帯主であって年額18万円以上の老齢年金受給者については、保険料は年金から天引きとなる（国保76条の3）。

　応能割には所得に応じて課す所得割と資産に対して課す資産割があり、応益割には加入人数に対して課す均等割と世帯に対して課す平等割がある。所得割の計算方法には、旧ただし書方式（所得比例方式）と住民税方式の2つがあったが、2013年度からは例外を除いて旧ただし書き方式に統一された。この方式は、総所得から基礎控除（33万円）のみを引いた金額に保険料率を乗じて計算する方式で、収入から各種控除を引いて保険料を算出する住民税方式にくらべ、低所得者の負担が重くなることが指摘されている[13]。また、平等割は、世帯の人数が多いほど、保険料が高くなる。

　なお、保険料には賦課限度額が設定されており、2023年度で、医療分87万円（基礎分65万円、後期高齢者支援金分22万円）と介護分17万円を合わせて年額104万円となっている。

　国民健康保険料のうち、応益負担の部分については、低所得者に過重な負担となる可能性があるため、所得の低い者に対して7割、5割、2割の保険料の軽減制度がある。国民健康保険法81条の委任にもと

13　牧昌子『老年者控除廃止と医療保険制度改革―国保料（税）「旧ただし書き方式」の検証―』（文理閣、2012年）160頁参照。

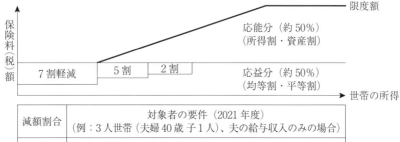

図表1-3　国民健康保険料の減額の仕組み

減額割合	対象者の要件 (2021年度) (例：3人世帯 (夫婦40歳 子1人)、夫の給与収入のみの場合)
7割	43万円(※)以下 (給与収入98万円以下)
5割	43万円(※)+(被保険者数)×28.5万円以下 (給与収入195万円以下)
2割	43万円(※)+(被保険者数)×52万円以下 (給与収入295万円以下)

※世帯の給与・年金所得者が2人以上の場合は、43万円+10万円×(給与・年金所得者の数－1)

出所：厚生労働省資料より作成。一部修正。

づく保険料の軽減（減額賦課）の仕組みで、法定軽減制度といわれる（図表1-3）。減額された保険料が賦課され、その部分については、市町村がいったん一般会計から財源を繰り入れ、そのうちの4分の1を国、4分の3を都道府県が負担する仕組みである。

　さらに、自治体は、条例または規約の定めるところにより、特別の理由がある者に対し、保険料を減免し、または徴収を猶予することができる（条例減免。国保77条。第3章4参照）。

(4)　国民健康保険料と租税法律主義

　国民健康保険料については、憲法84条の租税法律主義の適用が問題となる。

　憲法84条は「あらたに租税を課し、又は現行の租税を変更するには、法律又は法律の定める条件によることを必要とする」と規定する。そ

の趣旨は、公権力による恣意的な課税を防止し、議会を通じた民主的コントロールを及ぼすことにある。このことから、租税法律主義の内容として、課税要件および賦課徴収の手続は法律によって規定されなければならないという原則（課税要件法定主義）と法律によって課税要件および賦課徴収の手続に関する定めをする場合、その定めはできる限り一義的かつ明確でなければならないという原則（課税要件明確主義）とが導き出せる。

　国民健康保険税方式を採っていた秋田市の国民健康保険条例が、所得割と資産割（応能割部分）については保険税率の算定方法を定めるのみで税率を明示せず、応益割部分についても定額を明示しないことが、租税法律主義（地方税条例主義）に反するかが争われた秋田市国民健康保険条例事件において、第 1 審判決（秋田地判 1979 年 4 月 27 日判時 926 号 20 頁）、第 2 審判決（仙台高秋田支判 1982 年 7 月 23 日判時 1052 号 3 頁）ともに、原告の主張をいれて同条例を違憲と判断した（同事件では、秋田市は上告せず違憲判決が確定）。その後、同判決の趣旨にそって、保険税方式をとる市町村は、すべて定額定率を条例に明示するようになり、また国民健康保険税から保険料に切り換えて徴収する市町村が増大した。もっとも、この事案が国民健康保険税に関するものであったため、同違憲判決が保険料方式を採用する市町村の条例に及ぶかが問題となっていた。実務では、この判決の射程が国民健康保険料には及ばないことを暗黙の前提として、保険料方式をとる市町村の大半は、かつての秋田市国民健康保険条例と同様の仕組みをとっていた。

　こうしたなか、保険料方式を採用していた旭川市国民健康保険条例事件の第 1 審判決（旭川地判 1998 年 4 月 21 日判時 1641 号 29 頁）は、保険料を租税と同一視し、国民健康保険料にも租税法律主義の適用を認めた。しかし、同事件の控訴審判決（札幌高判 1999 年 12 月 21 日

判時 1723 号 37 頁）は、国民健康保険料の対価性を強調し、租税とは異なるとしたうえで、租税法律主義の直接適用を否定し、保険料率自体を条例に明記する必要はないとした。上告審の最高裁判決（最大判 2006 年 3 月 1 日民集 60 巻 2 号 587 頁）も、保険料は租税には該当せず、租税法律主義は直接適用されないとしつつも、一方で、賦課徴収の強制の度合いにおいては租税に類似する性質を有するから、憲法 84 条の趣旨は及ぶとした。この最高裁判決が、国民健康保険料と租税法律主義をめぐる初の最高裁判所の判断となったが、これまでの判例学説の対立状況を解消し、社会保険財政の特殊性を肯定した点で、重要な意義を有すると評価されている。[14] もっとも、最高裁は、傍論的ではあるが、国民健康保険税については「憲法 84 条の規定が適用される」としているが、国民健康保険料と保険税との間には、前述のように、賦課や免除、軽減の算定方法について本質的な差異はみられない。国民健康保険税にも反対給付的性質があるにもかかわらず、法の形式の相違のみで、憲法 84 条の直接適用と趣旨適用という相違、つまりは法律による規制密度の相違を許容することには疑問が残る。[15]

⑸ 公費負担

　医療保険では、保険料のほか公費（税）も重要な財源となっている。

　健康保険では、国は予算の範囲で、事務費を負担する（健保 151 条）。給付費についても、協会けんぽに国庫補助があり、その負担割合は、本則では 13％ から 20％ までの範囲内において政令で定める割合とされている（同 153 条。附則 5 条で当分の間 16.4％ とされている）。

　国民健康保険では、自治体国保について、療養の給付等にかかる費用、前期高齢者納付金、後期高齢者支援金等（負担対象額）の 32％

14　倉田聡「判例批評」判時 1944 号（2006 年）182 頁参照。
15　同様の指摘に、増田英敏『リーガルマインド租税法〔第 5 版〕』（成文堂、2019 年）265 頁参照。

を国庫負担する（国が都道府県に交付する。国保70条1項）。ただし、都道府県または都道府県内の市町村が確保すべき収入を不当に確保しなかった場合は、国は、当該都道府県に対して負担すべき額を減額することができる（同71条1項）。また、国保組合について、国は、事務費用を負担するほか（同69条）、療養の給付等にかかる費用等の13％から32％までを補助することができる（同73条1項）。

　自治体国保では、都道府県および都道府県内の市町村の財政状況等に応じて、国が都道府県に調整交付金を交付する仕組みもある（国保72条）。また、後述のように、国民健康保険の都道府県単位化にともない、都道府県に財政安定化基金が設けられ（国、都道府県、市町村が各3分の1を負担）、保険料収納不足となった市町村に対して、不足分を貸し付けるとともに、不足について特別の事情があると認められる市町村には、2分の1以内の額の資金を交付する仕組みが導入された（同81条の2第1項）。

5　高齢者医療と公費負担医療の法

(1)　後期高齢者医療制度

　高齢者医療に関しては、前述のように、高齢者医療確保法にもとづき、2008年より、75歳以上の高齢者（後期高齢者）を加入者とする独立の医療保険制度である後期高齢者医療制度が創設され、現在に至っている（1(3)）。

　後期高齢者医療制度の被保険者は、75歳以上の者および65歳以上75歳未満の者であって、政令で定める程度の障害のある者で、後期高齢者医療広域連合（以下「広域連合」という）の認定を受けた者である（高齢医療50条）。75歳に達すると、それまで加入していた医療保険（主に国民健康保険）から離脱し、同制度に強制加入となる（**図表1−4**）。

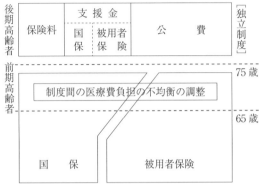

図表 1 - 4　高齢者医療の仕組み

出所：『長寿医療制度の解説』（社会保険研究所、2008 年）5 頁。
一部修正。

　後期高齢者医療制度の実施（運営）主体は、各都道府県のすべての
市町村が加入する広域連合である（高齢医療 48 条[16]）。広域連合は、特
別地方公共団体にあたり、各市町村の議会で広域連合の規約を議決し、
その規約をもって、都道府県知事の設立許可を受ける。広域連合首長
や議会の議員選挙を行い、広域連合議会において、後期高齢者医療保
険料などに関する条例を制定する。議員の選挙は、市町村議員の互選
によるなど間接選挙である。法律上、従来の医療保険で使われている
「保険者」という名称が用いられていないのは、広域連合は、都道府県
全域に下部組織を持っておらず、保険料の徴収（特別徴収の場合は年
金保険者が行う）、資格関係届の受付、給付の申請受付などの業務は市
町村が行うためである。保険業務を広域連合と市町村が分担する仕組
みといえるが、最終的な実施責任は広域連合にあることは間違いなく、
実態的には、保険者といってよい[17]。
　後期高齢者医療制度の財政構造は、原則 1 割（一定所得以上の者は

16　実施主体が広域連合とされた経緯については、伊藤・後期高齢者医療制度 38-39 頁参照。
17　同様の指摘に、島崎 337 頁参照。

42

２割もしくは３割）の高齢者の窓口負担分を除く給付費を、75歳以上の高齢者からの後期高齢者医療保険料（約１割）、各医療保険者からの後期高齢者支援金（約４割）、公費（約５割。国25％、調整交付金8％、都道府県と市町村で各8％の定率負担）で賄う仕組みとなっている（高齢医療93条１項等。第４章３参照）。

(2)　前期高齢者の財政調整制度

　65歳から74歳までの前期高齢者の医療費については、財政調整制度が導入されている。これは、保険者間の前期高齢者の偏在による負担の不均衡を調整するために、国民健康保険・被用者保険の各保険者が、その加入者数に応じて負担する費用負担の調整制度である。要するに、前期高齢者が多く加入する国民健康保険に、加入者が少ない被用者保険から徴収した交付金を支給し、財政調整を行う仕組みである。

　具体的には、どの保険者にも同じ率の前期高齢者が加入していると仮定して（各医療保険への前期高齢者の加入率は、平均で12％だが、これを調整対象の基準とする）、前期高齢者の加入率の低い協会けんぽ（平均加入率5％。以下同じ）や組合健保（2％）などから納付金を徴収し、加入率の高い国民健康保険（28％）に交付金として支給する。

　後期高齢者医療制度では、75歳に達すると被保険者資格が変わるのに対して、前期高齢者の医療制度では、前期高齢者の被保険者資格は変わらず、従来の医療保険（多くは国民健康保険）に加入したまま、財政調整だけが行われる点に特徴がある。

(3)　医療費適正化計画と特定健康診査・特定保健指導

　高齢者医療確保法では、医療費の適正化を総合的かつ計画的に推進するため、厚生労働大臣が医療費適正化基本方針を定めるとともに、6年を1期とする全国医療費適正化計画を定めることとなっている（高

齢医療8条)。都道府県についても、都道府県医療費適正化計画の策定が義務づけられている(同9条)。

　同時に、老人保健法の健診事業を廃止し、40歳以上75歳未満の被保険者に対して、生活習慣病の予防に着目した特定健康診査(以下「特定健診」という)・特定保健指導を行うことが医療保険者に義務づけられている(高齢医療20条・24条)。特定健診は、生活習慣病の予防に特化した一定の診断基準にもとづき、メタボリックシンドローム(内臓脂肪症候群)の該当者・予備群をセレクトし、医師等による特定保健指導につなげるもので、特定保健指導は、積極的支援、動機づけ支援、情報提供の3段階に分けられる(第4章4参照)。

(4)　公費負担医療—被爆者援護法

　公費負担医療は、前述のように、全額を税財源により、特定の集団や傷病を対象として医療給付を行う仕組みである。ここでは、国家補償的性格を有する被爆者援護法(原子爆弾被爆者に対する援護に関する法律)についてみていく。

　被爆者援護法は、旧原爆医療法と旧原爆特別措置法を一本化し、総合的な被爆者援護対策を実施するための根拠法として、1994年に制定された。同法は、被爆者に対する国家責任を明確化し、旧原爆医療法にみられた給付に関する所得制限を撤廃した。

　被爆者援護法は、被爆者健康手帳の交付、健康診断の実施、健康管理(健康診断の記録の管理および都道府県知事の指導)と医療の実施を規定している。被爆者健康手帳は被爆者(被爆者援護法1条)に交付されるが、被爆者については国籍条項が置かれていない。最高裁も、旧原爆医療法の国家補償的な性格を根拠として、不法入国者である外国人被爆者であっても、法所定の要件を満たすかぎりは、被爆者と判断している(最判1978年3月30日民集32巻2号435頁)。日本国外に

44

居住する者についても、同法が、原爆の放射能に起因する健康被害の特異性および重大性にかんがみ、被爆者の置かれている特別の健康状態に着目してこれを救済するという目的から被爆者の援護について定めたものであり、日本国内に居住地または所在地を有する者であるか否かによって区別することなく援護の対象となると判示している（最判 2015 年 9 月 8 日賃社 1653 号 65 頁）[18]。

　原爆医療にかかる医療の給付に際しては、①原子爆弾の傷害作用に起因して負傷し、または疾病にかかったこと（被爆起因性）と、②現に医療を要する状態にあること（要医療性）の要件の充足が必要とされる（被爆者援護法 10 条 1 項）。この点をめぐって、原爆症認定申請却下処分の取消し等を求める訴訟が数多く提起されており、取消しを認めた裁判例も少なくない（広島地判 2015 年 5 月 20 日判時 2294 号 34 頁など）。

　被爆者援護法では、医療の給付のほかに健康管理手当の支給も規定している。健康管理手当の支給を国内に居住する日本国民にのみ認める行政解釈（いわゆる 402 号通知）にもとづき、被爆者が出国したことを理由に、被爆者援護法の健康管理手当の支給が打ち切られたことを争った事案で、最高裁は、出国後も引き続き同法の健康管理手当の支給義務が継続することを前提に、支給義務は、国ではなく、最終滞在地の都道府県にあるとしている（最判 2006 年 6 月 13 日民集 60 巻 5 号 1910 頁）。なお、402 号通知については、同通知に従った失権取り扱いが違法であるとして国家賠償請求が認められた事例がある（最判 2007 年 11 月 1 日民集 61 巻 8 号 2733 頁）。

18　同判決については、田村和之「医療費裁判」田村和之編『在外被爆者裁判』（信山社、2016年）123-126 頁参照。

⑸　公費負担医療―難病医療法

　ついで、「難病の患者に対する医療等に関する法律」（以下「難病医療法」という）についてみていく。難病患者に対する医療費助成は、従来は法律にもとづかない予算事業として都道府県が主体となって実施されていた。同事業の国庫補助率は2分の1であったが、国家予算が制約されていることもあり、都道府県の超過負担が増大していた。対象となる疾患も56に限定されているなどの課題があった。そこで、患者に対する医療費助成について、新たに消費税増収分を充て、社会保障の給付として位置づけ、対象疾患の拡大を図ることを目的に、難病医療法が2014年に制定された（2015年1月施行）。

　同法は「発病の機構が明らかでなく、かつ、治療方法が確立していない希少な疾病であって、当該疾病にかかることにより長期にわたり療養を必要とすることとなるもの」を難病と定義し、難病患者に対する良質かつ適切な医療の確保および療養生活の質の維持向上を図り、国民保健の向上を図ることを目的としている（1条）。都道府県知事は、申請にもとづき、支給認定（難病医療法7条1項）を受けた指定難病患者に対し、特定医療費を支給する（同5条）。支給の認定は、申請の日にさかのぼって、その効力が生じ、支給認定をしないときには、あらかじめ指定難病審査会に審査を求めなければならない。患者の自己負担額は原則2割とされるが、高額療養費を参考にした所得階層区分が設定されており、それに応じて自己負担限度額が定められ、負担の軽減が図られている。

　難病医療法の施行で、対象となる指定難病数は56から現在は338に大幅に拡大しているが、給付を受けた患者は微増にとどまっている。とくに、施行前から助成対象だった56疾患については自己負担が増えたこともあり、給付患者は減少傾向が続いている（厚生労働省調査）。自己負担の軽減や申請手続の簡略化が必要となろう。

6 介護保険法

(1) 介護保険法の目的と基本原則

　最後に、医療保険および高齢者医療と関係の深い介護保険法について概観する。

　介護保険法は、要介護者等が、自らの尊厳を保持し、その有する能力に応じ自立した日常生活を営むことができるよう、必要な保健医療サービスおよび福祉サービスにかかる給付を行うことを目的とする（介保1条）。給付の内容・水準は、要介護状態になっても、可能な限り、居宅において自立した生活を営むことができるよう配慮すべきものとされており、居宅での生活が優先される（介保2条4項）。給付は、要介護状態の軽減または悪化の防止に力点を置くこと、被保険者の選択にもとづくことが要求される（同条2項・3項）。

　一方で、介護保険法は、自ら要介護状態となることを予防するため、加齢にともなって生ずる心身の変化を自覚したうえでの国民の健康保持増進義務、要介護状態になった場合の能力の維持向上義務を定める（介保4条1項）。介護保険法は、国民が要介護状態になった場合の介護給付等を受ける権利ではなく、要介護状態にならないための健康増進義務を強調する点に特徴がある。高齢者医療確保法も「加齢に伴って生ずる心身の変化を自覚して常に健康の保持増進」に努める国民の義務（高齢医療2条1項）を定めており、2000年代以降、健康自己責任論に立脚した立法が続いているといえる（第4章1参照）。

　同時に、介護保険法は、国民は共同連帯の理念にもとづき、介護保険事業に要する費用を公平に負担するものと規定する（介保4条2項）。後述のように、憲法25条の生存権の理念ではなく、この「共同連帯の理念」が介護保険法の基本原則とされ、介護保険料の設定方法や保険

料の滞納者への制裁等における基本理念として作用している点に問題
がある（終章3参照）。

(2) 介護保険の利用手続き

　介護保険の被保険者が、介護保険の給付を受けるには、①被保険者
として介護保険料を納付し、②保険者である市町村の行う要支援・要
介護認定（以下「要介護認定」と総称）を受け（介保19条）、給付資格
を認められ、③介護（予防）サービス計画を作成して市町村に提出し、
④指定居宅サービス事業者や介護保険施設（指定介護老人福祉施設な
ど）と介護保険の給付対象となるサービスの利用契約（以下「介護保
険契約」という）を結び、それにもとづきサービスを利用する必要があ
る。

　このうち、①の被保険者は、市町村（東京23区も含む）の区域内に
住所を有する65歳以上の者（第1号被保険者）と、市町村の区域内
に住所を有する40歳から64歳までの医療保険加入者（第2号被保険
者）からなる（介保9条）。65歳以上の生活保護受給者も、住所を有
する市町村の第1号被保険者となるが、この場合は、保険料分が介護
保険料加算として支給されるので、実質的には保険料負担はない。第
2号被保険者の場合は、医療保険への加入が被保険者の要件となって
いるので、国民健康保険に加入していない生活保護受給者は、介護保
険の被保険者となっていない。

　②の要介護認定は、保険者である市町村が、認定を申請した被保険
者において、要支援・要介護状態（介保7条1項・2項）にあること、
およびその程度（介護保険法上は要支援・要介護状態区分。以下「要介護
度」という）を判定するものである。要支援は1・2の2段階、要介護
は1から5の5段階で、要介護度に応じて支給限度額が設定されてい
る（**図表1-5**）。第1号被保険者の場合には、要支援・要介護状態に

図表 1 − 5　居宅サービスにおける支給限度額
（2019 年 10 月〜）

区分に含まれる サービスの種類	限度額の 管理期間	要介護度	支給限度額
訪問介護 訪問入浴介護 訪問看護 訪問リハビリ 短期入所生活介護 短期入所療養介護 福祉用具貸与 介護予防サービス （訪問介護、通所 介護は除く）	1 か月 （暦月単位）	要支援 1	5,032 単位
		要支援 2	10,531 単位
		要介護 1	16,765 単位
		要介護 2	19,705 単位
		要介護 3	27,048 単位
		要介護 4	30,938 単位
		要介護 5	36,217 単位

注：1 単位は 10〜11.26 円（地域やサービスにより異なる）。
出所：厚生労働省資料より筆者作成。

なった原因は問われないが、第 2 号被保険者の場合は、特定疾病により要支援・要介護状態になったことが、保険給付の要件とされる。[19]要介護認定で、要支援・要介護状態にあると判定された被保険者は、それぞれ「要支援者」と「要介護者」とされる。

　③の介護（予防）サービス計画のうち、要介護者の居宅介護サービス計画については、居宅介護支援事業者（所属の介護支援専門員）が計画の作成を行った場合、作成費用は、居宅介護サービス計画費として、保険給付の対象となり、10 割給付で利用者負担はない（介保 46 条 1 項・2 項）。要支援者の介護予防サービス計画（同 58 条 1 項・2 項）については、地域包括支援センターの保健師等が作成する。施設サービス計画は、介護保険施設に所属する介護支援専門員が作成する

19　特定疾病は、現在、以下の 16 の疾患が定められている（介護保険法施行令 2 条）。
　1　がんの末期、2　関節リュウマチ、3　筋萎縮性側索硬化症、4　後縦靭帯骨化症、5　骨粗鬆症（骨折を伴う）、6　初老期における認知症、7　パーキンソン病など、8　脊髄小脳変形症、9　脊柱管狭窄症、10　早老症、11 多系統委縮症、12　糖尿病性神経障害など、13　脳血管疾患、14　閉塞性動脈硬化症、15　慢性閉塞性肺疾患、16　変形性関節症

が、作成費用は、施設サービス費の給付に包摂され、独立の保険給付とされていない。

(3) 介護保険の給付と介護報酬

　以上の手続きを経たうえで、要介護者が、指定居宅サービス事業者や介護保険施設（以下「介護事業者」と総称）と介護保険契約を結び、③の計画にもとづき介護給付の対象となるサービスを利用することで、介護給付（「要介護」判定の場合）を受給することができる（④の要件。介保18条）。同様の手続きを経て、要支援者は予防給付を受給することができる。この場合、当該サービスの費用（厚生労働大臣が定める基準により算定する支給額。以下「介護報酬」という）の9割が給付されるが（居宅介護サービス費の支給につき同41条1項参照）、その費用は、要介護者に代わり介護事業者に直接に支給される（代理受領）。代理受領が行われる場合、市町村から介護事業者に支払われる保険給付を介護給付費という。したがって、介護保険の給付は、医療保険の療養の給付のように、現物給付ではなく、サービス費の支給という現金給付である。

　介護報酬では、サービスの費用は「単位」として示されるが、医療保険の診療報酬点数と異なり、1単位当たりの単価は、人件費の地域差を反映して地域ごとに異なる（10〜11.26円）。介護報酬単価は、介護保険事業計画と保険料の見直しに併せて3年ごとに改定される。

　介護事業者は、介護サービスに要した費用のうち利用者負担分を除く保険給付に相当する部分（代理受領する部分）を、介護給付費として市町村（保険者）に請求する。保険者である市町村は、介護給付費の審査支払事務を国民健康保険団体連合会に委託することができ（介保41条10項等）、すべての市町村が委託している。医療保険の診療報酬と同様、審査により、請求された介護給付費の額を減額する減額査

定が行われることがある。

⑷　介護保険の給付対象となるサービスと地域支援事業

　介護給付の対象となるサービスには、居宅サービスとして、訪問介護（ホームヘルプサービス）や通所介護（デイサービス）などが、地域密着型サービスとして、定期巡回・随時対応型訪問介護看護、認知症対応型共同生活介護（グループホーム）などが、施設サービスとして、特別養護老人ホーム（介護保険法上は介護老人福祉施設）、介護老人保健施設、介護医療院（総称して「介護保険3施設」ともいわれる）がある。これに対して、予防給付には、施設サービス費が含まれていないので、要支援者は施設サービスを利用できない。また、訪問介護と通所介護の利用については、2018年4月より、すべての保険者で、予防給付から外され、つぎにみる市町村事業である介護予防・日常生活支援総合事業に移行している。

　老人福祉法に規定する養護老人ホームや経費老人ホーム、有料老人ホームは、介護保険法上は「特定施設」と位置づけられ、特定施設に入居する要介護者に対して提供されるサービスは、居宅サービスの特定施設入居者生活介護となる（介保8条11項）。

　介護保険の第1号被保険者を対象とする市町村の事業として、地域支援事業がある（介保115条の45）[20]。2011年の改正で、要支援と非該当（介護保険の給付資格なしとの判定）とを行き来する高齢者（第1号被保険者）を対象として、一定の予防給付と介護予防事業とを総合的・一体的に行う介護予防・日常生活支援総合事業（以下「総合事業」という）が地域支援事業の中に盛り込まれた。総合事業の内容は、市町村に委ねられているが、訪問・通所介護のほか、栄養改善を目的とした配食、住民ボランティアが行う見守り、自立支援に資する生活支

20　介護保険の地域支援事業について詳しくは、伊藤・社会保障法293-296頁参照。

援が「第1号介護予防支援事業」として位置づけられている。

　地域支援事業には、認知症施策の推進などの包括的支援事業（必須事業）のほかに（介保115条の45第2項）、家族介護者の介護支援などの任意事業も規定されている（同条3項）。ただし、任意事業を実施している市町村は多くなく、地域格差がみられる。

　包括的支援事業の実施機関は地域包括支援センターである（介保115条の46以下）。地域包括支援センターは、市町村またはその委託を受けた一定の要件を満たす法人により設置され、介護予防サービス計画の作成なども担当する（介護予防支援。同115条の22）。地域包括支援センターには、その担当区域における第1号被保険者数に応じて、原則として保健師、社会福祉士、主任介護支援専門員が配置されている。地域包括支援センターは、現在すべての市町村で設置されているが（市町村直営は3割程度で、残りは委託）、介護予防支援に忙殺され、本来の機能を十分果たせていない。人員体制の強化や財源確保が課題である。

第 **2** 章

公衆衛生に関する法
―公衆衛生法―

1　公衆衛生の意義と法体系

(1)　公衆衛生の意義と内容

　公衆衛生（public health）は、WHO（世界保健機関）の定義にもとづき、一般的には、「組織化された地域等の努力を通じた疾病の予防、寿命の延長、身体的・精神的健康と能力の増進のための科学であり技術」とされている。[1]

　公衆衛生は、憲法 25 条 2 項に、社会福祉、社会保障とともに、国による向上増進義務が明記されており、生存権保障を支える 3 つの制度といえるが、憲法で明確な定義がなされているわけではない。日本での社会保障概念の通説的な見解となっている 1950 年の社会保障制度審議会「社会保障制度に関する勧告」（以下「1950 年勧告」という）では、社会保障として「社会保険」「国家扶助（公的扶助）」「公衆衛生及び医療」「社会福祉」を挙げており、公衆衛生を医療とともに社会保障の一部と位置づけ、「あまねく国民に対して体位の向上や疾病の予防を図るために行う保健衛生活動」と定義している（ただし、環境衛生や衛生取締行政は含まないとされている）。

　社会保障法学の分野では、公衆衛生施策の多くは個人の権利保障に

1　甲斐克則編集代表『医事法辞典』（信山社、2018 年）200 頁（中村好一執筆）参照。

結びつくものではないとして、社会保障法の体系から切り離し、理論構築が進められてきた[2]。とりわけ、感染症の予防・対策のための規制立法は、社会防衛を目的とした施策とされ、社会保障法の範囲からは除外するという理論的整理がなされ、公衆衛生の研究は「公衆衛生学」として、医学の分野に位置づけられ発展してきたといえる。

　しかし、前述の新型コロナ・パンデミックの経験を教訓としつつ、感染患者の医療を受ける権利、さらには個人の健康権を保障する施策として公衆衛生を社会保障法の体系に位置づける必要があると考える。本書では、1950 年勧告に準拠しつつ、公衆衛生を「人々の健康の保持・増進をはかり、疾病を予防することを目的として、国・自治体が公的責任のもとで実施する保健衛生活動や諸施策」と定義しておく。なお、医師法 1 条では、医師の職務を「医療及び保健指導を掌ることによって公衆衛生の向上及び増進に寄与し、もつて国民の健康な生活を確保するもの」と規定しており、公衆衛生を医療や保健指導の上位概念に位置づけているが、本書では、1950 年勧告に従い、公衆衛生に医療・保健指導が包摂されるという考え方をとる（第 1 章 1 参照）。

(2) 公衆衛生の法体系

　公衆衛生に関する法、いわゆる「公衆衛生法」については「国家が良好な衛生状態を維持し、国民の健康増進に努める諸施策を対象とする法制度の総称」[3]と定義する見解がある。本書では、こうした定義に依拠しつつも、国だけでなく地方公共団体も公衆衛生に対する責任を負っていること、日本国内に居住する外国人も含めたすべての人が権利主体となりうるという立場から（後述する地域保健法では「地域住民」という言葉が使われている）、「公衆衛生法」を「個人の健康の増

2　石田道彦「健康保障法」山田晋・西田和弘・石田道彦・平部康子・丸谷浩介編『新たな時代の社会保障法』（法律文化社、2022 年）63 頁参照。

3　大林 28 頁。

進と保持のために、国・自治体が公的責任のもとで実施する保健衛生活動および諸施策に関する法律の総称」と定義しておく。

　もっとも、日本には「公衆衛生法」という名称の法律は存在しないが、公衆衛生の内容に即して、公衆衛生法の範疇に属する数多くの法律が存在している。公衆衛生の内容は、疾病の予防、感染症対策、保健・医療・栄養、施設・営業管理、解剖・埋葬、環境など多岐にわたり、とくに感染症対策は、新型コロナのパンデミックなど感染症流行時に、感染者を入院治療し、感染の拡大を防ぐ重要な役割を担う。

　本書では、公衆衛生の中核をなす①感染症対策と②保健衛生に関する法について考察する。具体的には、①感染症対策に関する法として、感染症の予防及び感染症の患者に対する医療に関する法律（以下「感染症法」という）、予防接種法、新型インフルエンザ等対策特別措置法などが、②保健衛生に関する法では、地域保健法、精神保健及び精神障害者福祉に関する法律（以下「精神保健福祉法」という）、母子保健法、母体保護法などがある。以下、①の感染症対策に関する法からみていく。

② 感染症法

(1) 感染症法の目的と基本構造

　感染症の予防とともに、感染症患者に対する必要な医療を提供する感染症対策の基本法として、1998 年に、感染症法が制定されている（伝染病予防法は 1999 年に、結核予防法は 2007 年に廃止）。

　感染症法は、前文で「過去にハンセン病、後天性免疫不全症候群等の感染症の患者等に対するいわれのない差別や偏見が存在したという事実を重く受け止め、これを教訓として今後に生かすことが必要である」とし、「感染症の患者等の人権を尊重しつつ、これらの者に対する良質かつ適切な医療の提供を確保し、感染症に迅速かつ適確に対応す

る」と明記している[4]。そのうえで、感染症対策における人権尊重の重要性を指摘し（2条）、行政機関による人権制約を伴う措置については、入院であれば期間制限、第三者機関の関与、審査請求の特例等の規定を整備するなど手続保障を置いている（19条、20条、24条など）。

　同法は、らい予防法（1996年廃止）が引き起こした人権侵害への反省も踏まえ、感染症に罹患した患者を入院措置させる（旧伝染病予防法では「隔離」という言葉が使われていた）規定がある一方で、「良質かつ適切な医療を受ける」ことを患者の権利として明記し、文言だけみれば、従来の隔離中心から治療中心への法整備がなされ、人権侵害的な要素は軽減されたといえるが、発症者に対する強制入院・検査を中心とした強制措置が中心の法体系であることには変わりがない。

(2)　感染症の分類と予防計画

　感染症法では、既知の感染症を1類から5類までの5種の感染症、指定感染症、新感染症、新型インフルエンザ等感染症（2008年の法改正で追加）に類型化して、その類型に応じた対応を定めている（6条）。

　基本類型である1類感染症から5類感染症については「既知の感染症をその感染力及び罹患した場合の重篤性等から判断した危険性の程度に応じて」分類したものと説明されている[5]。感染力や致死率等が高い順に、1類感染症（エボラ出血熱、ペスト、天然痘など）、2類感染症（結核、SARSなど）から5類感染症（季節性インフルエンザなど）まであり、1類、2類感染症であれば、感染者への入院勧告や就業制限などの措置を行うことができる。また、1類から4類感染症までは、感染が判明した時点で、即座に医師による保健所を経由して、感染者の氏名、年齢等の状況を都道府県知事に届け出ることが必要とな

---

4 前文は、衆議院における修正により加えられた事項で、基本的な理念として、法の施行、施策に当たって十分に留意することが重要とされている。四訂詳解34頁参照。
5 四訂詳解52頁。

4 前文は、衆議院における修正により加えられた事項で、基本的な理念として、法の施行、施策に当たって十分に留意することが重要とされている。四訂詳解34頁参照。
5 四訂詳解52頁。

る（全数把握。感染 12 条）。5 類感染症の場合は、特定の病院のみが
感染者の届出を行う定点把握となる（感染 14 条）。

　新型コロナウイルス感染症は、当初は、政令で指定感染症に指定さ
れていたが、無症状の人でも他の人に感染させることがわかってきた
ため、外出自粛の要請など 1 類、2 類感染症よりも厳しい措置がとれ
るように、2021 年の感染症法の改正（以下「2021 年改正」という）で、
新型インフルエンザ等感染症に含まれることとされた（「2 類相当」の
言葉が使われることもある）。その後、2023 年 5 月 8 日より、季節性
インフルエンザと同じ 5 類感染症に位置づけられた（第 6 章 5 参照）。

　感染症法は、事前対策として、基本的な感染症対策の指針を設定し、
予防計画を立てる旨を規定している。すなわち、厚生労働大臣は、感
染症の予防の総合的な推進を図るための基本的な指針を定めなければ
ならない（9 条）。この基本指針に従って、各都道府県は予防のための
施策に関する計画を策定する（10 条）。

(3)　入院措置と 2012 年改正による罰則規定

　感染症がまん延した場合の措置として、感染症法は、1 類〜3 類感染
症、新型インフルエンザ等の感染者に対する就業制限（18 条）と入院
措置（19 条）を定めている。この場合の入院措置は、都道府県知事が、
感染者に対して入院勧告を行い（19 条 1 項）、それに従わない場合に
入院措置を命じる（同条 3 項）。感染症法の入院は、事実上の隔離であ
り、入院措置は強制できることから、勧告前置が取られている。

　一方、2021 年改正では、新型コロナの感染者が入院を拒否したり、
入院先から逃げだした場合は、50 万円以下の過料が科され、保健所の
疫学調査を正当な理由なく拒否した場合には 30 万円以下の過料が科さ
れることとなった。行政罰（過料）とはいえ罰則規定が設けられたこ
とには問題が大きい。罰則をきらい、感染者やその家族が感染を隠蔽

し、逆に感染が拡大していく危険があるからである。[6] 前述したように、感染症法には、ハンセン病患者の強制隔離政策等による人権侵害の歴史の反省を踏まえ、「患者の人権の尊重」がうたわれている。感染症患者は良質かつ適切な医療を受ける権利を有しているのであって、感染症患者を規制や罰則の対象とすることは、感染症法の趣旨に反する。

　日本公衆衛生看護学会も声明（2021年1月26日）で、結核やハンセン病など過去の感染症対策の反省と感染症法の制定に至った歴史的経緯を踏まえれば、罰則規定には倫理的問題があり、感染拡大を適切に予防するには、患者への相談支援、療養体制の強化が求められるとしている。また、日本弁護士連合会（日弁連）も、会長声明（2021年1月22日）で、基本的人権の擁護が欠けているとし、感染症法の改正に「抜本的な見直しがなされない限り、強く反対する」としている。そもそも、政府の側は入院拒否によって感染が拡大した証拠を示すことができておらず、この改正の立法事実は存在しないといってよい。

(4) 感染症病床と費用負担

　感染症に対応する入院医療機関は、感染症指定医療機関であり、厚生労働大臣または都道府県知事が一定の基準に合致する感染症指定病床を有する医療機関を指定する。新感染症、1類、2類感染症、新型インフルエンザ等感染症の患者については特定感染症指定医療機関（厚生労働大臣が指定）が、1類、2類感染症または新型インフルエンザ等感染症の患者については第1種感染症指定医療機関（都道府県知事が指定）、2類感染症または新型インフルエンザ等感染症の患者については第2種感染症指定医療機関（都道府県知事が指定）がそれぞれ対応

6　日本医学会連合の声明（2021年1月14日）など、多くの医療・公衆衛生関係者が同様の指摘をし、罰則規定に反対や懸念を表明している。患者との信頼関係が築くことができなくなり、罰則をおそれ検査結果を隠す人が増え、感染コントロールが困難となるというのが、医療・公衆衛生関係者の共通した懸念といってよい。

図表2-1　感染症指定医療機関と感染症類型の関係

新感染症		
一類感染症	一類感染症	
二類感染症	二類感染症	二類感染症
新型インフルエンザ等感染症	新型インフルエンザ等感染症	新型インフルエンザ等感染症
特定感染症 指定医療機関	第一種感染症 指定医療機関	第二種感染症 指定医療機関

出所：四訂詳解、828頁。

する（**図表2-1**）。なお、3類から5類感染症は一般の医療機関で対応
できる。

　感染症指定医療機関は、自治体が運営する公立病院や日本赤十字社
などが運営する公的病院で約8割を占めるが、後述のように、医療機
関数や病床数は少ない現状にあり、新型コロナのパンデミックによる
医療崩壊を引き起こした大きな原因となった（第6章3参照）。

　入院患者に対する医療は公費負担医療として提供され、その費用は
都道府県が負担する（感染37条1項、37条の2）。いずれも、医療保
険の給付が優先して適用され（同39条1項）、患者にも一定の自己負
担を求める取り扱いとされている（同37条2項）。現行では、1類、2
類感染症に関する費用は入院措置を伴うことから、公費負担が基本と
なっている。

③　新型インフルエンザ等対策特別措置法

(1)　新型インフルエンザ等対策特別措置法の目的

　新型インフルエンザ等対策特別措置法（以下「特措法」という）は、

2009年から2010年3月ごろまで世界的に流行したH1N1亜型インフルエンザウイルス（豚インフルエンザとも呼ばれた）への対応が混乱したことを教訓に、新型インフルエンザの対策の実効性を確保するための法的根拠を明確にすることを目的に、2012年に制定された。

　同法は、国民の大多数が免疫を獲得していないために新型インフルエンザがまん延し、国民生活や経済に重大な影響を及ぼすおそれがあることを踏まえ、新型インフルエンザ対策の強化をはかり、それにより、国民の生命および健康を保護し、国民生活や経済に及ぼす影響が最小となるようにすることを目的としている（特措1条）。

　特措法は、新型インフルエンザ対策の強化をはかるとともに、国民の生命や健康の保護のみならず、対策を実施する場合、国民の生命や健康の保護だけでなく、生活や経済への影響を最小にすることを目的としている点に特徴がある[7]。すなわち、対策を実施する際に、国民の自由と権利に制限が加えられることがあるとしても、その制限は必要最小限度のものでなければならないことが規定されている（特措5条）。

(2)　発生段階での対応とまん延防止等重点措置

　新型インフルエンザ等（国民の生命および健康に著しく重大な被害を与えるおそれのあるものとして政令で定める要件に該当するもの）が国内で発生し、その全国的かつ急速なまん延のおそれがある（全国流行）と認識したとき、厚生労働大臣は、内閣総理大臣に発生状況等を報告する（特措14条）。それを受けて内閣総理大臣は、内閣府に新型インフルエンザ等対策本部（政府対策本部）を設置し、自ら本部長となる（同16条）。政府対策本部は、政府行動計画にもとづいて新型インフルエンザ等への基本的対処方針を定める（同18条）。同方針には、発生状況、対応に関する方針、対策の重要事項が定められ、状況に応

　7　大林116頁参照。

じて改定される。地方自治体も、政府対策本部が設置されたら、ただちに都道府県知事が本部長を務める都道府県対策本部を設置しなければならない（同22条1項）。

　新型インフルエンザ等の全国的流行に続いて、それが生活や経済に大きな影響を与えるような区域が出てきた場合、緊急事態宣言を発出せざるを得ない状況に陥るのを防ぐため、政府対策本部長（内閣総理大臣）は、まん延防止等重点措置（重点措置）を行う必要のある事態（まん延防止事態）が発生したことを発表する（特措31条の4第1項）。その際、本部長は重点措置を実施する期間と対象区域を公表する（同項1号・2号）。その期間は6か月を超えてはならないが（31条の4第2項）、期間の延長や区域の変更は可能である（同条3項）。重点措置の仕組みは、2021年の特措法の改正により新設されたもので、緊急事態宣言に至る前段階の対応を目的としている。

　まん延防止事態の発生が公表されると、区域内の都道府県知事は、事業者に対し営業時間の変更その他政令で定める措置を講ずるよう要請することができる（特措31条の6第1項）。営業時間の変更は、営業時間の短縮（時短）が想定されており、時短要請については、事業者が正当な理由なく要請に応じない場合は、都道府県知事は、特に必要があるときに限り措置を命令することができる（同条3項）。事業者が命令にも従わない場合には、知事は、当該事業者に対して20万円以下の過料を科すことができる（同80条1号）。

(3)　緊急事態宣言

　新型インフルエンザ等が国内で発生し、その全国的かつ急速なまん延により国民生活・経済に甚大な影響を及ぼし、またはそのおそれがあるものとして政令で定める事態（新型インフルエンザ等緊急事態。以下「緊急事態」という）が発生したと認めるときは、政府対策本部長（内閣

総理大臣）は、①緊急事態の概要を示し、②緊急事態として実施すべき緊急措置および期間（2年までで延長は1年）、③実施すべき区域を限定して公示したうえで、国会に報告して、新型インフルエンザ等緊急事態宣言（以下「緊急事態宣言」という）を発令する（特措32条1項）。

　緊急事態宣言が出されると、緊急事態措置を実施すべき区域の都道府県知事（特定都道府県知事）は、住民に対して、①不要不急の外出自粛要請、②学校や事業者に対する施設の使用制限・停止等の要請、③緊急物資の運送要請、④特定物資の売渡要請、⑤医療等の提供体制の確保に関する措置等を行うことができる。②の施設等の使用制限等の要請が、飲食店などへのいわゆる休業要請で、特定都道府県知事は、必要があると認めるときは、期間を定めて、興行場などの施設の管理者に対し、施設の制限その他の要請を行うことができる（特措45条2項。以下「45条要請」という）。さらに、2021年の特措法の改正で、正当な理由がないのに要請に応じない興行場等の施設管理者に対し、まん延防止のためとくに必要があると認められるときに限り、要請にかかる措置を講ずるよう命令が出せることなった（同条3項）。同命令の違反者に対しては、30万円以下の過料が科せられる（特措79条）。

　なお、2023年の特措法改正で、つぎの感染症のパンデミックに備え、感染症対策を指揮する司令塔組織である内閣感染症危機管理統括庁が設置された（2023年9月～）。もっとも、統括庁の体制は、現行の内閣官房コロナ対策推進室と実質的に変わらず、体制強化とはいいがたい（第6章4参照）。

4　予防接種法

(1)　予防接種法の目的と基本構造

　予防接種法は、感染のおそれがある疾病の発生およびまん延を防止

するため、公衆衛生の見地から、予防接種の実施その他必要な措置を講ずることにより、国民の健康の保持に寄与するとともに、予防接種による健康被害の迅速な救済を図ることを目的としている（1条）。

予防接種法は、予防接種の対象となる疾病を A 類疾病、B 類疾病として列挙している（2条2項・3項）。ジフテリア、百日せきなど一定の重篤な疾病（A 類疾病）と、インフルエンザその他の重篤化するおそれのある疾病（B 類疾病）の一部で指定を受けたものについては、定期の予防接種が、市町村長に（予防接種5条）、臨時の予防接種が、都道府県知事に（同6条）それぞれ義務づけられている。

予防接種にあたっては、接種によって健康に異常を生ぜしめるおそれのある者（禁忌者）を除外しなければならない（予防接種7条）。予防接種によって後遺障害が生じた場合には、特段の事由がない限り、被接種者が禁忌者に該当するとの推定が働くとするのが判例である（最判1991年4月19日民集45巻4号367頁―種痘後遺障害事件）。

予防接種は一定範囲の感染症の予防効果が期待できる一方で、接種者に重篤な副作用を惹起する場合があり、これまで多くの予防接種禍が生じ社会問題となった。こうした予防接種禍を受けて、従来の予防接種法では接種が対象者の義務となっていたが、1994年の改正により、接種は努力義務となった。現在は、A 類疾病の定期予防接種と一部の臨時予防接種についてのみ、接種に向けた努力義務が課せられているにとどまる（予防接種9条）。市町村長または都道府県知事は、これらの予防接種につき、接種を受けることを「勧奨」するものとされている（同8条）。

(2) 予防接種による健康被害の救済規定

予防接種の副反応に起因する疾病・障害・死亡などの健康被害について、担当医師等の過失が肯定される場合には、国家賠償責任（国家

賠償法1条）が生じるが、被害者にとって過失の立証は容易ではなく、損害賠償など救済を得るためには相当の日時や労力を要し、被害者救済には十分ではなかった。また、かつては、義務接種であったことから、憲法29条3項にもとづく「損失補償」として金銭給付を肯定する裁判例も存在したが、人の生命・健康を「財産権」に関する規定を適用する法律構成には異論も強い。何よりも、予防接種の実施にあたった担当医師に過失がない場合でも健康被害が発生することが確認されており、その場合には損害賠償制度では救済されない。

　こうした背景の中、被害者救済のため、1976年の予防接種法の改正によって、被害者に一定の給付金を支給する予防接種健康被害救済制度が設けられた（予防接種15条）。給付金の実施機関は、市町村長とされ（同15条1項）、給付を受けるには、予防接種にともなう健康被害につき因果関係、すなわち健康被害が予防接種に起因していること（起因性）の認定を受けなければならない。起因性の判断にあたっては、①ワクチン接種から症状が発生しうることについて医学的に合理性があること、②症状がワクチン接種に近接した時期に発症していること、③症状の発生がワクチンの接種以外に他の原因によるものと考える方が、合理性がある場合でないこと、という基準が用いられている（長野地判1990年5月24日判時725号249頁）。給付には医療を保障する医療費および医療手当、後遺障害が残った児童の養育者に支払われる障害児童養育年金、後遺障害の残った18歳以上の者に支払われる障害年金、死亡一時金ならびに葬祭料がある（同16条）。ただし、証明の困難な事例の救済が課題となっているほか、給付水準が必ずしも十分ではないという問題があり、補償とは別に国家賠償請求訴訟が提起される大きな要因となっている。[8]

8　加藤ほか202頁（倉田聡執筆）参照。

(3) 新型コロナのワクチン接種

2020 年 12 月には、新型コロナ感染症に対するワクチン接種に関する内容を盛り込んだ予防接種法の改正がなされた。同改正で、新型コロナのワクチン接種は、予防接種法の「臨時接種」に位置づけられた。

新型コロナのワクチン接種では、厚生労働大臣の指示のもと、都道府県の協力により、市町村が実施主体となって行われる。費用は全額国庫負担である。対象者には接種勧奨が行われ、接種を受ける努力義務が生じ、後遺障害等が生じた場合の損失補償の規定も設けられている。ただし、ワクチン接種と健康被害についての因果関係の存在が必要とされ、因果関係が認められ補償がなされた例はきわめて少なくなっている（第 6 章 5 参照）。

なお、新型コロナ感染症の 5 類移行後も、新型コロナのワクチン接種については、公費負担による特例の臨時接種が 2024 年 3 月末まで延長されている。

5 地域保健法と母子保健法、母体保護法

(1) 地域保健法

地域保健法は、1994 年に、保健所法を全面改正して制定され（全面施行は 1997 年）、地域の公衆衛生を支える行政機関である保健所について定めている。

地域保健法は、都道府県、中核市その他の政令で定める市または東京 23 区が保健所を設置すること（5 条）、市町村が住民に対して健康相談、保健指導および健康診査その他地域保健に関し必要な事業を行うことを目的とする施設として市町村保健センターを設置することができることを規定する（18 条）。中核市は、1994 年の地方自治法改正で設置されたもので、人口 20 万人以上の市を要件としている（2021

年で61市)。中核市の保健所は増えたが、地域保健法のもと、保健所の設置基準が、人口10万人当たり1か所から2次医療圏(医療圏あたり平均人口36万人)に1か所とされたため、保健所の削減が進み、全体の保健所数は大きく減少した(第6章1参照)。

　保健所には、保健所長(3年以上公衆衛生の実務に従事した経験がある医師であることなどの地域保健法施行令で定めた諸要件を満たす必要)、医師、保健師、看護師などの保健所の業務を行うために必要な職員が置かれる。新卒保健師の就業先では、保健所は1割程度しかなく、保健所・市町村は定数の欠員補充採用が基本となっている。

　保健所の行う事業は、人口動態統計その他地域保健にかかわる統計に関する事項、栄養の改善と食品衛生に関する事項、住宅、水道、下水道、廃棄物の処理など環境の衛生に関する事項、精神保健に関する事項、疾病の予防に関する事項など多岐にわたる(地域保健6条)。

(2)　母子保健法

　母子保健法は、母性・乳幼児の健康の保持および増進をはかるため、母子保健に関する原理を明らかにするとともに、母性・乳幼児に対する保健指導、健康診査、医療その他の措置を講じることで、国民保健の向上に寄与することを目的としている(1条)。

　同法は、市町村による妊産婦などへの保健指導(10条)、妊産婦・乳幼児を対象とした健康診査(12条)、妊娠の届出と母子健康手帳の交付(15条・16条)、妊産婦および新生児や未熟児の訪問指導(11条・19条)、養育医療の給付(20条)、母子健康包括支援センターの設置(22条)などについて規定している。

　2019年の母子保健法の改正により、産後ケア事業が市町村の努力義務として位置づけられた(17条の2。2021年4月施行)。同事業は、産前産後の育児不安やうつ状態の中で育児を行う母親を孤立から防ぐ

ため、出産後の母と子への心身のケアと育児相談を行うことを目的に、出産後1年を経過しない女子・乳児に対して、心身の状態に応じた保健指導や療養にともなう世話を行うもので、①短期入所型、②通所型、③居宅訪問型といった類型で実施される。

(3) 母体保護法

　戦前の国民優生法の流れをくみ、戦後まもなくの1948年に制定されたのが優生保護法である。母体保護法は、この優生保護法を1996年に全面改正したもので、母性の生命健康を保護することを目的とし（1条）、不妊手術および人工妊娠中絶に関する事項を定めている。

　不妊手術については、医師は①妊娠や分娩が母体の生命に危険をおよぼすおそれがある場合、②現に数人の子を有し、かつ分娩ごとに母体の健康度を著しく低下するおそれがある場合に、本人および配偶者（届出をしていないが、事実上婚姻関係と同様な事情にある者を含む）があるときは、その同意を得て、不妊手術を行うことができると規定する（母体保護法3条）。

　中絶は、本来禁止された行為で、これを行うと、刑法上の堕胎罪（212条）に問われるが、例外的に、①妊娠の継続や分娩が身体的または経済的理由により母体の健康を著しく害するおそれのあるもの、②暴行・脅迫等によって妊娠したものについては、都道府県医師会の指定する医師が、本人および配偶者の同意を得て、人工妊娠中絶を行うことができる（母体保護法14条）。

(4) 旧優生保護法のもとでの強制不妊手術

　旧優生保護法は「優生上の見地から、不良な子孫の出生を防止する」という目的で制定され、障害などを理由に、本人の同意なしに、もしくは欺罔等により不妊手術が強制されていた実態があった。当時は、知

的・精神障害が遺伝するという誤った偏見のもと、1960 年代半ばには、障害を持つ子どもを「不幸な子ども」とし、「不幸な子どもが生まれない運動」が市民運動として各地にひろがり、自治体間で不妊手術の数を競い合うことまでなされていた。不妊手術数は、1955 年に、全国で 1362 件とピークに達した後、1970 年代から、批判が高まり、手術数は減少したが、1992 年まで続いていた。ようやく、1996 年の母体保護法の制定に伴い、強制手術にかかわる条項は削除されたものの、優生思想は日本社会の底流に根強く残り続けているといえる。

2019 年 4 月には、議員立法により、旧優生保護法のもとで強制的に不妊手術（優生手術）を受けた人に一時金（一人当たり 320 万円）を支給する法律が成立・施行された。手術を受けた人は約 2 万 5000 人と推計されるが、氏名が判明した人は 1 割強の 3000 人に過ぎず、国の責任もあいまいなままで（法律では、おわびの主体が「我々」である）、一時金の額も低すぎるなど課題が多く、障害者団体は当事者不在の立法と批判する声明を発表している。

こうした強制不妊手術の被害者が、2018 年 1 月に、宮城県で国に対して国家賠償を求める訴えをはじめて起こし、現在、同様の国家賠償請求が、全国 9 地裁に提訴されている。国家賠償訴訟について初の判決となった仙台地裁判決（2019 年 5 月 28 日）は、旧優生保護法は違憲であったと認めたものの、損害から 20 年過ぎると損害賠償を求める権利がなくなるとする民法の「除斥期間」を適用し、原告の賠償請求は退けた。しかし、大阪高裁判決（2022 年 2 月 22 日）が「除斥期間」の適用を認めず、原告の請求を認めて以降、地裁と高裁で計 4 件の原告勝訴の判決が続いている。司法の趨勢は定まりつつあり、提訴していない（できない）被害者の救済を含めた早期の政治判断による全面解決が求められる。

6 精神保健福祉法

(1) 精神保健福祉法の沿革

　精神障害者への医療については、1950 年の精神衛生法以降、精神障害者を長らく公衆衛生・保健医療の対象とし、強制入院や強制的治療による隔離を中心とした施策が行われてきた。[9]

　精神衛生法は、1964 年におきたライシャワー事件（当時のライシャワー駐日アメリカ大使が精神疾患を有する青年に襲われ負傷した事件）を契機に、翌年改正され、緊急措置入院制度の導入など隔離政策が強化されたうえで、保健所が精神保健の第一義的機関と位置づけられた。しかし、こうした強制入院中心の精神保健法制は、精神障害者の社会参加を阻害し、閉鎖的な病棟内での虐待を招くなど、多くの問題を抱えていた。

　1984 年、看護職員の暴行により 2 名の入院患者が死亡するという宇都宮病院事件が発覚した。同病院では、医師の診察も法定の手続きも経ずに強制入院が行われたうえに、病床数以上の患者が入院させられ、患者が日常的に看護職員から暴行を受けていることが明らかとなった。この事件については、国連人権委員会が国際人権（A）規約（経済的、社会的及び文化的権利に関する国際規約）に反するとして公式に批判を行うなど、日本の精神医療のあり方が国際的にも問題視される事態に発展した。

　これを受けて、ようやく精神保健法制の見直しが行われ、入院中心の隔離政策からの転換が促進され、1987 年に、精神衛生法が改正され精神保健法に改められた。その後、精神障害者を同法の「障害者」と

9　米村 225 頁は、精神医療と感染症医療とは全く別の領域にありながら、社会的に共通する問題背景を有し、長年にわたり隔離政策がとられ、強制入院などが医療の中核をなし、法的にも類似した規制が行われてきたと指摘する。

明確に位置づけた障害者基本法の成立を受けて、1995 年に、さらなる
法改正がなされ、表題が精神保健及び精神障害者福祉に関する法律（以
下「精神保健福祉法」という）となり[10]、精神障害者に対する福祉施策と
して社会福祉事業が法定化された。また、同改正で、従来の精神病院
は「精神科病院」に名称が変更された。

(2) 精神保健福祉法の概要

　精神保健福祉法は、精神障害者の福祉の増進および国民の精神保健
の向上を目的とし（精神保健 1 条）、都道府県は、精神科病院を設置
しなければならず（同 19 条の 7）、精神保健福祉センターと精神医療
審査会を置くことと規定されている（同 6 条・12 条）。精神保健福祉
センターは、精神保健や精神障害者の福祉に関する知識の普及、調査
研究や相談および指導等を行うほか、精神医療審査会の事務局となる。
また、精神障害者やその家族の相談に応じ指導等を行うため、所定の
資格を備えた精神保健福祉相談員をおくことができる（同 48 条）。
　精神保健福祉法は、精神障害者を、統合失調症、精神作用物質によ
る急性中毒またはその他の依存症、知的障害、精神病質その他の精神
疾患を有する者と定義している（精神保健 5 条）。精神障害者の申請
にもとづき、都道府県知事が精神障害者保健福祉手帳を交付する（同
45 条）。精神保健指定医は厚生労働大臣が指定し（同 18 条）、精神障
害者を入院させている精神科病院には、常勤の精神保健指定医を必ず
置かなければならない。
　精神障害者に対する「医療及び保護」としての入院形態として、本
人の同意にもとづく入院であり、本人が退院を希望する場合には、退
院させなければならないのが任意入院である（精神保健 21 条）。

10　精神保健福祉法制度の変遷について詳しくは、大谷實『新版・精神保健福祉法講義［第 2
版］』（誠文堂、2014 年）15-32 頁参照。

これに対して、2人以上の精神保健指定医の診察の結果、医療保護のために入院させなければ、その精神障害のために自身を傷つけまたは他人に害を及ぼす（自傷・他害）おそれがあると認められた者を、指定の精神科病院に強制的に入院させるのが措置入院である（同 29 条）。前述のように、措置入院は全額公費負担となる公費負担医療である。

　そのほか、精神保健指定医の診察の結果、医療保護のために入院させる必要のある精神障害者を、家族等（一定の要件を満たせば市町村長による場合もある）の同意にもとづいて、本人の同意がなくても指定精神科病院に入院させるのが医療保護入院である（精神保健 33 条）。急迫で家族等の同意を得ることができない場合には、指定医の診察の結果、直ちに入院させなければ医療保護を図る上で著しく支障がある場合、72 時間以内に限り入院させる応急入院（同 33 条の 7）が認められている（以上の入院形態につき**図表 2-2**）。医療保護入院は、任意

図表 2-2　精神保健福祉法による入院形態

入院形態	要件と内容
任意入院 （21 条）	本人の同意に基づく入院形態であり、本人から退院の申し出があれば、病院管理者は、患者を退院させなければならない。ただし、指定医の診察の結果によっては 72 時間までの退院制限をすることができる。
医療保護入院 （33 条）	精神保健指定医の診察の結果、医療保護のために入院させる必要のある精神障害者を、家族等（患者の配偶者、親権を行う者、扶養義務者、後見人、保佐人など。家族等がいない場合や意思表示できないときは、患者の居住地や現在地を所管する市町村長）の同意に基づいて、本人の同意がなくても指定精神科病院に入院させる形態。
措置入院 （29 条）	2 人以上の精神保健指定医の診察の結果、医療保護のために入院させなければ、その精神障害のために自身を傷つけまたは他人に害を及ぼす（自傷・他害）のおそれがあると認められた者を、指定の精神科病院に強制的に入院させる形態。緊急を要する場合は、指定医 1 人の診察で 72 時間に限り入院させることができる（緊急措置入院）。
応急入院 （33 条の 7）	急迫で、家族等の同意を得ることができない場合において、精神保健指定医の診察の結果、直ちに入院させなければ医療保護を図る上で著しく支障がある場合、72 時間以内に限り強制的に入院させる形態。

出所：筆者作成。

入院が行われる状況にないことが要件であるが、これは任意入院に必要な同意を行いうる判断能力を欠いた状態であることを要求する趣旨である。[11]

(3)　2013年の精神保健福祉法改正

　2013年には、精神保健福祉法が改正され（以下「2013年改正」という）、従来の医療保護入院における保護者制度が廃止され、家族等の同意に切り替えられた。また、厚生労働大臣が、精神障害者の医療の提供を確保するための指針を定めることとされた。さらに、精神科病院の管理者に対し、医療保護入院者の退院後の生活環境に関する相談および指導を行う者の設置（精神保健33条の4）、退院促進のための体制整備（同33条の6）を義務づけるなど、退院による地域生活移行の促進を図るための措置が講じられた。

　このように、2013年改正では、保護者の負担が大きいなどの理由で、医療保護入院の保護者制度が廃止され、配偶者・親権者・扶養義務者・後見人または保佐人のいずれかの同意で足りるとされた。ただ、保護者制度は、入院の適否を同一人が継続的に判断するという点では安定的な制度といえた。これに対し、2013年改正では、家族等のいずれか一人でも同意すれば、入院可能となったため、事情の知らない家族等の同意により安易に強制入院が行われる可能性や同意権の濫用の可能性が指摘されている。[12]2014年の厚生労働省の通知では、家族等の意見に不一致がある場合には、家族間の意見の調整が図られることが望ましいとしているが、家族間や病院側に、こうした調整機能を担わせるには負担が重すぎる。欧米諸国のように、裁判所等の第三者的

11　精神保健福祉研究会監修『四訂・精神保健福祉法詳解』（中央法規、2016年）304頁も、任意入院が「行われる状態にない」とは「本人に病識がない等、入院の必要性について本人が適切な判断ができない状態」をいうとしている。

12　米村230頁参照。

な公的機関が入院決定に関与する仕組みを導入すべきと考える。

　精神科入院の現状は、6割が任意入院で、措置入院患者は、ここ数年、年間1500人程度で推移している。医療保護入院は、2013年改正後の2014年度以降は、約15万人となっている。精神科病院の入院患者については、従来から医学的には入院の必要がないが、家族が引取りを拒否したり、独居で支援する家族等がいないなどの事情で退院できず入院している状態（いわゆる社会的入院）が多いことが指摘されてきたが、精神障害者の地域生活を支える受け皿づくりは十分ではなく、依然として、そうした事例が見受けられる。

　日本の精神障害者への処遇は、いまだに入院中心で、日本の人口は世界の1.6%だが、精神病床の数は全世界の20%を占める。日本の総医療病床数の24%が精神病床であり、入院患者の4割は医療保護入院などの強制入院で、入院患者の3人に1人は1年以上の長期入院である（先進国の入院平均は18日）。

　2016年7月には、神奈川県相模原市の津久井やまゆり園で、重度の障害者19人が元施設職員の男に殺害されるという凄惨な事件が起きた（重軽傷者も26人）。犯人の植松死刑囚（2020年に死刑が確定）は、障害者は社会の重荷でしかなく抹殺すべきとする優生思想を公然と語っている。また、同施設では、恒常的に入所者への虐待があったことも報告されている。優生思想の拡大にとどまらず、施設処遇や福祉労働者の処遇の問題など現在の障害者福祉制度そのものが有する構造的な問題が複合的に交錯して起きた事件とみることができる。しかし、裁判の過程で同事件の背景や本質が十分解明されたとはいいがたい。

(4) 2022年の精神保健福祉法改正

　2022年には「障害者の日常生活及び社会生活を総合的に支援するための法律等の一部を改正する法律」が成立し、精神保健福祉法も改正

された。主な内容は、①医療保護入院の見直し、②入院者訪問支援事業の創設、③精神科病院の虐待防止に向けた取組推進である。

このうち、①の医療保護入院の見直しでは、家族等が同意・不同意の意思表示を行わない場合にも、市町村長の同意により医療保護入院を行うことを可能とするなど、適切に医療を提供できるようにするほか、医療保護入院の入院期間を定め、入院中の医療保護入院者について、一定期間ごとに入院の要件の確認を行う仕組みが導入された。また、医療保護入院に際して、精神障害者への書面での通知事項に入院理由（措置入院の決定も同様）を追加し、家族等（DV被害者等は除外）へも通知する。入院後の手続についても、病院から都道府県に入院の届出を提出し、精神医療審査会が入院の届出を審査するなど手続の整備がなされた。家族等の同意を得るための病院側の負担の軽減にはなるが、市町村長同意が安易に利用されることのないよう厳格な運用が求められる。

②では、市町村長同意による医療保護入院者を対象に、都道府県知事等が行う研修を修了した入院者訪問支援員が、患者本人の希望により、精神科病院を訪問し、入院中の生活相談に応じ、必要な情報提供を行う「入院者訪問支援事業」が創設された。ただし、都道府県等の任意事業としての位置づけであり、どこまで広がるかは未知数である。

③の虐待防止のための取組の推進では、精神科病院において、従事者等への研修、普及啓発等を行う。また、従事者による虐待を発見した場合に都道府県等に通報する仕組みが整備された。しかし、精神科病院における低い職員配置基準の問題などは放置されたままである。

2023年2月には、東京都八王子市の滝山病院で、患者への暴行疑いで看護師が逮捕されるなど、精神科病院での虐待事件も依然としてあとをたたない。

第 **3** 章
医療保険制度改革と
患者・被保険者の権利

　本章では、医療保険制度の改革を、国民健康保険の都道府県単位化と患者負担増を中心に概観し、患者・被保険者の権利という観点から、医療保険の法的問題と課題を探る。

1　国民健康保険改革の動向

(1)　医療保険制度改革法の成立

　医療保険制度の改革に関しては、構造的問題をかかえていた国民健康保険の改革がひとつの大きな論点であった。この点については、2015年に成立した「持続可能な医療保険制度を構築するための国民健康保険法等の一部を改正する法律」（以下「医療保険制度改革法」という）において、国民健康保険法や健康保険法など9つの法律が一括して改正され、1958年の国民健康保険法の制定以来の大改革といってよい内容の改革が実現した。

　医療保険制度改革法は、持続可能な医療保険制度を構築するため、国民健康保険をはじめとする医療保険制度の財政基盤の安定化、負担の公平化、医療費適正化の推進、患者申出療養の創設等の措置を講ずるものであった。主な内容は、国民健康保険の都道府県単位化、後期高齢者支援金に全面総報酬割導入、入院時食事療養費の見直し、紹介状なしの大病院受診時の定額負担の導入、患者申出療養の創設などで

ある。これらの措置は、2013年に成立した「持続可能な社会保障制度の確立を図るための改革の推進に関する法律」（以下「社会保障改革プログラム法」という）にもとづくものであり、同法に規定されていた国民健康保険に対する財政支援の拡充と国民健康保険の都道府県単位化、被用者保険にかかる後期高齢者支援金への全面総報酬割の導入などが法定化された。

(2) 国民健康保険の都道府県単位化の内容

　まず、最大の改革といえる国民健康保険の都道府県単位化についてみていく。

　医療保険制度改革法では、国民健康保険の安定化として、財政基盤の強化が図られた。すなわち、2014年度に実施した低所得者向けの保険料軽減措置の拡充（約500億円）に加えて、2014年4月の消費税増税分の財源から約1700億円を充当、さらなる公費の充当を2015年度から行い（約200億円）、2017年度には、つぎにみる後期高齢者支援金への全面総報酬割の導入にともない生じる国費約1700億円（合計で毎年約3400億円）が投入された。

　同時に、給付増や保険料収納不足により財源不足となった場合に備えて、一般財源からの財政補填等を行う必要がないよう、都道府県に財政安定化基金が設置され、都道府県と市町村に対して貸付・交付が行われている。

　そして、2018年度から、都道府県が国民健康保険の財政運営の責任主体となり、国民健康保険の中心的な役割を担うこととなった（国保4条）。通常、これをさして「国民健康保険の都道府県単位化」といわれる。具体的には、都道府県が、保険給付に要する費用の支払い、市町村の事務の効率化・広域化等を促進し、市町村が保険料の徴収、資格管理・保険給付の決定、保健事業などを担う。その意味では、都道

図表 3−1　都道府県の国民健康保険特別会計の仕組み

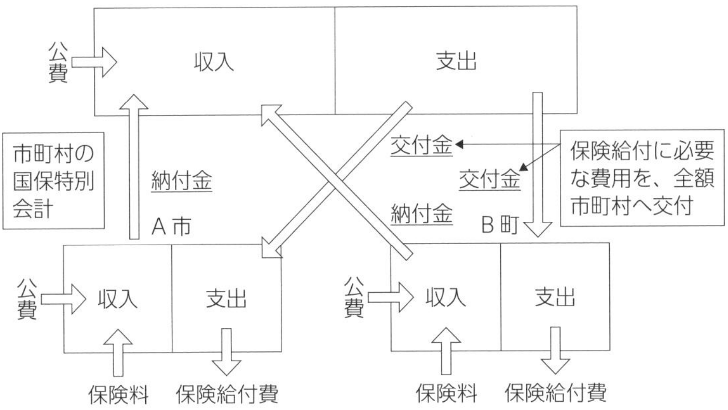

出所：『医療保険の改正点』（社会保険研究所、2015 年）43 頁。

府県と市町村が共同して保険者となり国民健康保険を運営する「役割分担型保険者方式[1]」といえる。

　国民健康保険料（保険税で賦課徴収する場合もあるが、以下「保険料」で総称）の設定については、都道府県が、域内の医療費全体を管理したうえで、市町村ごとの国民健康保険事業費納付金の額を決定するとともに、標準保険料率（都道府県が「標準的」とする保険料の算定方式と収納率にもとづいて計算し、一般会計からの繰入は見込まない）、さらに都道府県全体の標準保険料率を定める。各市町村は、標準保険料率を参考にしながら、国民健康保険事業費納付金を納めるのに必要な保険料率を定め、保険料を徴収して、都道府県に納付する。そのうえで、市町村は、保険給付等に要する費用のうち市町村負担分を国民健康保険給付費等交付金として都道府県に請求し、都道府県から交付を受ける。交付金の財源は、市町村の納付金のほか、国や都道府県の公費負担で賄われる（**図表3−1**）。

1　江口隆裕「保険者概念の変質」週刊社会保障 2822 号（2015 年）33 頁。

⑶ 国民健康保険の都道府県単位化の諸問題

　こうした国民健康保険の都道府県単位化については、市町村による一般会計からの繰入（法定外繰入）がなされなければ、国民健康保険料が大幅に引き上げられるという問題がある。

　市町村は、都道府県から割り当てられた納付金を 100% 納める必要があり、全国の保険料収納実績の平均は約 90%（2022 年度）だから、市町村は、納付金を賄えるよう平均 10% の保険料引き上げが求められるか、都道府県に設置されている前述の財政安定化基金から納付金の不足分を借り受け、のちに保険料に上乗せして返済することになるからである。

　もともと、地方 3 団体（全国知事会、全国市長会、全国町村会）は、国民健康保険の構造的問題（加入者の高齢化、低所得）の解決に向けた財政支援を国に対して強く求めてきていた。国が、前述の約 3400 億円の財政投入を決めたことで、財政支援を強く求めていた全国知事会も、2015 年 2 月、国保基盤強化協議会の場で、国民健康保険の都道府県単位化を了承するに至った。公費投入 3400 億円という額は、当時、国民健康保険財政に対し、市町村が一般会計からの繰入を行った額（2013 年度で 3544 億円）にほぼ等しい。いまの高額の国民健康保険料を前提にしてだが、この財政支援は、都道府県側の同意を確保し、国民健康保険の都道府県化によって保険料が大きく値上げされる事態を当座は避けるための、政治的一時的な性格のものであり、長期に続く保障はないとの指摘がある[2]。公費投入がかりに減額されなくても、高齢化の進展で、医療費は増大していくから、公費投入額が引き上げられないかぎり保険料の引上げは不可避となる。

　また、都道府県を保険主体として引き込み財政責任を負わせたにも

2　後藤道夫「医療における構造改革型『地方分権』の担い手創出—国保都道府県化のねらいと皆保険体制解体—」いのちとくらし研究所報 50 号（2015 年）5 頁参照。

かかわらず（国保4条2項）、保険料率決定権限は市町村に残したことで、市町村が、都道府県の示す市町村標準保険料率と異なる保険料設定を行ったり、一般会計からの繰入を行う場合には、そのことを都道府県に説明する責任を負うこととなる。逆に、市町村は都道府県の提示する標準保険料率に従うことで、保険料決定の実質的責任を転嫁することもできる。もっとも、かりに市町村が、都道府県が示した標準保険料率に従ったとしても、都道府県の側は、保険料の最終決定の責任はあくまでも市町村にあると被保険者に説明するだろうから、最終的な責任の所在はあいまいなままで、共同運営が共同無責任となる可能性も否めない[3]。

　いずれにせよ、国民健康保険の都道府県単位化で、市町村の側から見れば、従来以上に一般会計からの繰入による国民健康保険料の軽減を実施することが難しい仕組みとなり、保険料引上げへの圧力が強くなったといえる。実際、市町村の一般会計からの繰入総額は、2015年度の3039億円から2021年度は674億円に激減しており（厚生労働省調べ）、2018年度の国民健康保険の都道府県単位化以降、各自治体で国民健康保険料の引上げが続いている。とくに、2023年度は、都道府県が作成する6年を1期とした「国民健康保険運営方針」の1期目の最終年度で、これまで以上に保険料の引上げ圧力がかかったためか、約8割の市町村で保険料が値上げとなっている。

⑷　国民健康保険の都道府県単位化のねらい

　そもそも、国民健康保険財政の赤字問題は、加入者に高齢者や低所得者、無職者が集中していることによる構造的問題であり、保険規模を大きくしたところで、赤字が解消されるわけではない。実際、政令市などの大規模な自治体でも国民健康保険財政は苦しい。小規模保険

3　同様の指摘に、太田匡彦「医療保険の保険者」社会保障法38号（2022年）25頁参照。

者の問題は、従来の保険財政共同安定化事業で十分に対応が可能だっ[4]たはずで、国民健康保険の都道府県単位化による財政基盤の安定化は名目にすぎない。

国民健康保険の都道府県単位化の本当の目的は、市町村の一般会計からの繰入のような財政補填のための公費支出を縮減・廃止しつつ、都道府県ごとに保険料負担と医療費が直結する仕組み、つまり介護保険や後期高齢者医療制度と同じような仕組みをつくりあげることにある。保険料負担と医療費が直結する仕組みが形成されれば、当初の公費投入で、当面の保険料引上げは回避されても、中長期的な医療費の上昇が保険料引上げにストレートに跳ね返る。都道府県が税支出による財政補填をしようとしても、都道府県は、その域内に医療提供水準などが異なる多くの市町村を抱えているため、支出に対する政治的合意を得ることは難しく（前述のように、市町村の側も、説明責任を回避するために都道府県の示した標準保険料率に従おうとする誘因が強くなる）、医療費抑制を図る方向に誘導されやすい。

そして、医療費抑制を図るため、後述のように、医療法の改正で、都道府県は、医療費適正化計画とともに地域医療構想を策定することとされ、病床削減などについての都道府県知事の権限を強化し医療提供体制をコントロールする仕組みが組みこまれた（第5章2参照）。国民健康保険の都道府県単位化は、保険料の引上げを抑制するため、いわば都道府県間で医療費削減を競わせる仕組みを構築することを意図しているといえる。

4　同事業は、国民健康保険財政の安定化を図るための事業で、国民健康保険団体連合会が実施し、交付事業と拠出事業があった。2012年に、国民健康保険法の改正で導入され、2015年4月には、保険財政共同安定化事業の対象範囲が、国民健康保険の財政支出である医療費（保険給付費等）のすべてに拡大されたが、医療保険制度改革法の成立による財政安定化基金の導入で廃止された。

2 患者負担増と患者申出療養の諸問題

⑴ 入院時食事療養費等の見直し

医療保険制度改革法では、入院と在宅療養の負担の公平を図るという観点から、入院時食事療養費・入院時生活療養費の標準負担額が引き上げられた。

すなわち、一般病床や療養病床に入院している65歳未満の患者について、入院時食事療養費のうち、食材費相当分のみ自己負担となっていたもの（1食260円）を、療養病床に入院している65歳以上の患者（調理費相当分も負担）にあわせる形で、調理費相当分の負担が加わり、2016年度から1食360円、2018年度から1食460円に、段階的に引き上げられた。低所得者および難病患者、小児慢性特定疾病患者の負担額は据え置かれたが、入院時の食事代（高額療養費の対象とならない）の値上がりで、高額療養費と合わせた1か月の入院費負担は、一般の人で約12万円となっている。

⑵ 紹介状なしでの大病院受診時の定額負担の導入

ついで、紹介状なしで大病院等を受診する場合、一部負担金（窓口負担）とは別に、定額負担が課される仕組みが導入された。

すなわち、紹介状なしで特定機能病院などの大病院を受診する場合に、保険外併用療養費制度の選定療養として、定額負担を患者から徴収することが義務化された（2016年4月から）。対象病院も、当初の特定機能病院と医療法に規定する一般病床が500床以上の地域医療支援病院から、徐々に拡大され、2022年度の診療報酬改定では、定額負担の仕組みが再編されたうえで、一般病床が200床以上の病院にまで拡大された。

選定療養としての定額負担の義務化（つまりは、紹介状なしの大病院の受診は、アメニティ部分に属するという考え方）は、小泉純一郎政権のときに導入が検討されたが頓挫した受診時定額負担（医療費窓口の自己負担分にさらに定額を上乗せする）の一種といえ、これを先駆けとして、受診時定額負担が導入される可能性は否定できない。2003年の健康保険法の改正に際して、患者窓口負担について3割負担を維持することとする附帯決議が衆参両院でつけられたが、紹介状なしの大病院の受診時の定額負担は3割負担に加えて課されるものであり、今後、対象病院の拡大がつづけば、負担の増大に歯止めがかからなくなり、同決議は事実上、形骸化していくおそれがある。

(3) 患者申出療養の創設とその問題点

さらに、保険外併用療養費に加えられた患者申出療養の問題がある（第1章3参照）。

2014年3月に、政府の規制改革会議が、保険外併用療養費に新たに「選択療養（仮称）」の追加を提唱した。選択療養は、これまでの保険外併用療養費の対象拡大ではなく、患者と医師との合意で、混合診療の対象となる療養を選択する仕組みである。評価療養と異なり、保険収載（当該療法を保険適用すること）を前提とせず、先進医療のようにリスト化もせず、きわめて短期間で判断する仕組みで、有効性や安全性確保の点で大きな問題があった。これまで、国（厚生労働省）は、安全性と対象に対して国が責任を負える範囲内での保険外併用療養費までが許容範囲とし、混合診療の全面解禁には反対してきた。これに対して、選択療養は、患者と医師の責任で個別に混合診療の対象となる診療行為を決められる仕組みの提案であり、とくに、保険収載を前提としないため、新しい医療技術や新薬を開発する企業の保険収載のインセンティブはなくなり、価格は高止まりし、医療の安全性のチェ

ックは確実に低下する。医師と患者の自由契約で、差額徴収が増え、患者負担も増大する。こうした問題が予想されるため、選択療養については、厚生労働省が強く反対、日本医師会や医療団体も反対を表明した。何よりも、日本最大の30万人を擁する患者団体（日本難病・疾病団体協議会）が反対を表明したことで（2014年4月に反対の要望書提出）、患者のための選択療養制度という大義名分が崩れ、同制度導入は頓挫した。

　その後、患者申出療養の仕組みが提案され閣議決定に至った。同制度は、臨床研究中核病院による実施計画作成を介在させることで一定の安定性・有効性の担保を図り、将来的な保険収載をめざすとされたことから、日本医師会なども容認の方向に転じ、法案が成立、2015年4月より患者申出療養が創設された。

　患者申出療養は、患者からの申出を起点に、保険外の医療を初めて実施する場合には、臨床研究中核病院が開設者の意見書とともに、実施計画、安全性・有効性等の根拠、患者の申出を示す文書を添付し、国に申請する仕組みである。国は、それを審議し、原則6週間で実施の可否を判断して実施となる。対象となった医療、実施施設を国はホームページで公開、定期的に国に実施報告させる。また、前例がある医療を実施する場合は、その医療機関が前例を取り扱った臨床研究中核病院に、患者の申出を示す文書を添付して申請し、臨床研究中核病院は、原則2週間で個別に審査して実施となる。保険外併用療養費の先進医療Bは実施までの審査が原則6か月であることに比べると異例の速さである。

　患者申出療養の拠点となる臨床研究中核病院（医療法に法定化）は、全国で15病院あるが、他の大学病院や特定機能病院（全国で86）、がん拠点病院など「身近な医療機関」での実施が予定され、一般の病院や診療所などの「かかりつけ医」も含まれる。

患者申出療養が対象とする保険外の医療は、①先進医療の対象とならない医療、②治験の対象外の患者への未承認薬使用が示されているが、これらは明らかに「臨床研究の倫理指針」からの逸脱であり、医薬品の臨床試験の実施の基準省令に抵触するとの指摘がある。[5] 臨床研究や治験は、患者といっても被験者に実施するもので、治療ではなく、そのことの同意の下で行われるべきものだからである。

　もともと、患者申出療養は、患者の申出が起点といっても、医療・医学知識に圧倒的な差がある医療機関の側からの教示が不可欠であり、患者の申出を名目にして、未確立な医療や実験段階の医療が横行し、事故や副作用が生じても患者の責任とされる可能性も否定できない。何よりも、審査期間が極端に短く、安全性・有効性に問題が残る。もっとも、患者申出療養の運用実績は、開始5年間（2016年7月～2021年6月）で、年平均で実施施設数22.4、患者数103.8人、費用総額1.5億円と少ない状況が続いている。

③　保険料負担、一部負担金の諸問題

(1)　国民健康保険料の減免とその問題点

　医療保険では、保険料の負担、とくに国民健康保険料の引上げが続き、低所得者にとって過重な負担となっているという問題がある。

　現在の国民健康保険は、加入者に高齢者や非正規労働者が多く、無職者が43.3%を占めるなど、医療保険の中では、加入者の所得水準が最も低く、「所得なし」世帯も全世帯の27.2%にのぼる（2021年度。厚生労働省調べ）。国民健康保険料には、被用者保険にある事業主負担がなく、後述のように、給付費への国庫負担割合も削減されてきたた

5　高橋太「未確立な医療をはびこらせ、健康保険制度の秩序を壊す『患者申出療養』の危険」いのちとくらし研究所報50号（2015年）11頁参照。

め、他の被用者保険の保険料に比べ突出して高くなっている。最も平均所得が低い国民健康保険の加入者が、医療保険の中では最も高い保険料を納めているのが現状といえる。

　第1章4でみたように、国民健康保険料の応益割部分については、所得の低い者に対して7割、5割、2割の保険料の軽減制度があり（法定軽減制度）、さらに、保険者（自治体）は、条例または規約の定めるところにより、特別の理由がある者に対し保険料を減免し、または徴収を猶予することができる（条例減免。国保77条）。ただし、この「特別の理由」は、災害などで一時的に保険料負担能力が喪失したような場合に限定され、恒常的な生活困窮は含まないと解されている。そのため、恒常的な低所得者については保険料の一部減額は認めるものの、全額免除を認めていない自治体がほとんどである。

　恒常的な生活困窮者（住民税非課税世帯）に対して国民健康保険料の免除を認めていないことが憲法25条・14条に違反しないかが争われた旭川市国民健康保険条例事件で、最高裁は、恒常的生活困窮者については生活保護法による医療扶助等の保護を予定していること、国民健康保険料の軽減制度があることなどを理由に違憲とはいえないと判示した（最大判2006年3月1日民集60巻2号587頁）。しかし、恒常的な生活困窮者がすべて生活保護を受給しているわけではないことを考えれば（生活保護の捕捉率は2割程度にとどまっている）、市町村の条例減免でも保険料の全額免除を認める余地はあろう。さらに言えば、生活保護基準以下の所得しかない被保険者、さらには保険料が賦課されれば、確実に「健康で文化的な最低限度の生活」水準を下回る被保険者に対して保険料を賦課することは、被保険者の生存権侵害にあたり適用違憲となる余地がある。[6]

6　後期高齢者医療保険料、介護保険の第1号被保険者の保険料につき同様のことがいえる。第4章3、終章3参照。

(2) 保険料滞納の場合の資格証明書・短期保険証の交付

　国民健康保険は、皆保険の下支えになっており、加入者に無職者が多く、保険料負担能力が低いうえに、高い保険料負担のために、保険料の滞納世帯は全国で194.8万世帯、全加入世帯の11.4％にのぼる（2022年6月現在。厚生労働省調査。以下の数値も同じ）。

　保険者は、保険料を滞納した被保険者に対し、被保険者証の返還を求め（国保9条3項）、代わりに被保険者資格証明書（以下「資格証明書」という）を交付する措置が行われている。2001年度から、保険料滞納につき「政令で定める特別の事情があると認められる場合」を除き、1年間保険料を滞納している者に対し保険証の返還と資格証明書の交付が義務化された（国保9条3項・6項。国民健康保険法施行規則5条の6）。また、滞納期間が1年未満の場合には、保険者は有効期間が短い短期被保険者証（以下「短期保険証」という）を交付することもできる（同条10項・11項）。

　資格証明書保持者は、医療の給付を受けた場合、支払うべき自己負担金が10割となり、事後的に保険者に請求すれば給付分が返還される償還払いとなるが（国保54条の3にいう特定療養費）、保険料滞納分と控除されて返還されない場合が大半である。保険料を払えず滞納している人が、窓口で医療費を全額負担できるはずもなく、実質的に無保険者の状態に置かれているといってよい。資格証明書保持者の中には、十分な医療が受けられず治療の手遅れにより死亡する人も出ている。国民皆保険を揺るがす事態であり、とくに資格証明書交付世帯の子どもたちの存在が問題となり、国民健康保険法が改正され、現在は高校生以下の被保険者に対しては、資格証明書ではなく、6か月の短期保険証が交付される（国保9条10項）。もっとも、短期保険証の場合も、有効期間が切れた場合には、市町村の窓口に新規の保険証を取りに行く必要があり、その際に、国民健康保険料の納付を求められる

ため、窓口に足を運ぶことなく、有効期間が切れた短期保険証を保持したままの人もいる。こうした「留め置き」された短期保険証が多数残存している自治体もある。

　前述のように、国民健康保険法上は、保険料滞納に「特別の事情」[7]がある場合は、資格証明書は交付されない。「特別の事情」の存在については、市町村から保険証返還の求めがあった時点で、世帯主から届出をする必要があり（国民健康保険法施行規則5条の7）、この届出がなされないと、機械的に資格証明書が交付されている事例が多い。

　しかし、資格証明書の交付義務づけ以降も、収納率の向上はみられていない。保険料の滞納問題は国民健康保険の構造的問題といえ、多くの国民健康保険が、保険料滞納者の増大→保険財政の逼迫→保険料の引上げ→保険料滞納者の増大という悪循環に陥っている。国民健康保険料が引き上げられれば、滞納世帯が増え、給付制限や徴収が強化されることが予想される（保険料徴収業務の外部委託もすすむだろう）。

　すでに資格証明書の交付は、収納率改善の手段ではなく、保険料滞納者への制裁措置に化し、交付制度そのものが意義を失っており、廃止すべきと考える。かりに資格証明書を交付する場合でも、市町村は、状況を調査し、悪質な滞納者と認定したうえで、はじめて交付などの手続きに移るのが、国民健康保険法の趣旨に合致すると解される。調査の過程で、生活保護が必要な困窮状態にある保険料滞納者であることが明らかになれば、医療扶助を行う責任が市町村の側に生じよう。近年では、批判の高まりの中で、資格証明書の交付は減少しているが（2022年6月現在で、短期保険証交付世帯は43.5万世帯、資格証明書交付世帯は9.2万世帯。厚生労働省調べ）、一方で、財産調査の徹底と

7　「特別の事情」とは、①世帯主がその財産につき災害を受け、または盗難にかかったこと、②世帯主またはその者と生計を一つにする親族が病気にかかり、または負傷したこと、③世帯主がその事業を廃止し、または休止したこと、④世帯主がその事業につき著しい損失を受けたこと、⑤これらに類する事由があったことである（国民健康保険法施行令1条）。

財産の差押が増大している。

　なお、後述する保険証の廃止とマイナンバーカードへの一本化にともない、短期保険証は廃止されるが、資格証明書はそのまま継続される見込みである。いずれにせよ、保険料滞納者については、短期保険証の発行もなくなり、窓口で全額自己負担となる人が増え、いま以上に受診抑制が増大することが懸念される。

(3)　一部負担金の問題と制約される医療を受ける権利

　以上のように、資格証明書や短期保険証保持者は、医療へのアクセスが制限され、これらの人の医療を受ける権利が制約されている。同時に、国民健康保険では（他の医療保険でも）、受診時の一部負担金（窓口負担）の存在が、とくに低所得の患者の受診抑制をもたらしており、ここでも医療を受ける権利の制約が生じている。

　全日本民主医療機関連合会（全日本民医連）の「経済的事由による手遅れ死亡事例」暦年調査では、経済的理由により受診が遅れ、病状が悪化し死亡に至った事例が例年50〜60人報告されている（これも氷山の一角と思われる）。国民健康保険料などを滞納し、正規の保険証が交付されず資格証明書もしくは無保険となり、また正規の保険証を持っていても、窓口負担が払えず、医療機関の受診を抑制して、症状が悪化したり、場合によっては死に至る事例が従来から散見されている。前述のように、保険料滞納者への資格証明書や短期保険証の発行は少なくなってきているが、窓口負担の重さから受診できず我慢を強いられている人（患者になれない人）が多くなっている。

　国民健康保険法44条では、国民健康保険の一部負担金について減免制度を規定するが、保険料負担と同様、生活保護受給者以外は負担可能という前提で制度設計されており、免除は災害など突発的な事由による場合しか認められていない。しかし、生活困窮者の増大で、こう

した制度設計の前提が崩れていることは前述のとおりである。

４ 医療保険をめぐる現状

⑴ 医療保険におけるコロナ対応措置

　医療保険制度では、新型コロナ感染拡大への緊急対応の措置として、①保険料の減免・猶予、②傷病手当金の対応、③PCR検査・抗原検査への保険適用、④診療報酬上のコロナ診療の特例対応、⑤診療報酬の概算払いなどが行われた。

　このうち、①の保険料の減免・猶予では、国民健康保険料など地域保険について、新型コロナの影響による収入の減少を突発的な減免事由ととらえ、保険者（自治体）が国民健康保険法77条にもとづく条例減免を行い、その減免費用を財政支援する仕組みが導入された。すなわち、新型コロナ感染症の影響で、前年度収入より３割以上の減少の見込みがあることを要件に、遡及して、保険料の免除を含めた軽減措置がとられ、減免を行った保険者に対して、減免総額の全額から10分の４相当額を補助する財政支援が行われた。健康保険などの被用者保険では、一定の期間（１か月以上）、収入に相当な減少（前年同期比でおおむね２割以上の減少）があった場合、１年間保険料の納付を猶予する措置がとられた（ただし、猶予であるので、納付義務を免れるわけではない）。とはいえ、保険料の減免措置は、要件が厳しく、とくに国民健康保険料の場合には、前年度の所得を基準に保険料額が算定されるため、収入が減少しても前年度の所得があれば減免が受けられないなど硬直した制度となっている。自治体レベルでは、柔軟な対応が行われ、全額免除を含め減免が行われたところもあったが、全体的には、減免を受けることができた人は限定的であった。しかも、2021年度以降も、３割減要件は続き、適用世帯がどんどん減少するという

事態となり、もはや救済制度として機能していない[8]。また、窓口負担の減免も限定されている（先の全日本民医連の暦年調査［2021年］では、一部負担金の減免を規定した国民健康保険法44条の適用がなされていたのは3事例のみであった）。後述のように、保険料負担の恒久的な減免制度、医療費の窓口負担無償化などの施策が必要である。

　③は、新型コロナウイルス感染症の診断等を目的とする検査への医療保険の適用を行うもので、④は、新型コロナ疑い患者に（感染患者も含む）に診療を実施した場合の「院内トリアージ実施料」や重症・中等症患者への診療報酬上の特例的な対応（算定評価の2倍ないし5倍への引上げなど）、初診からの電話や情報通信機器を用いた診療（オンライン診療）の実施について特例的に報酬の算定が行われた。

　これらの特例措置は、新型コロナ感染症の5類移行により、一部の暫定的措置を残しつつ廃止された。また、感染対策としても、受診抑制を引き起こす医療保険の一部負担金の軽減が求められたのだが、新型コロナ感染症の5類感染症への移行に伴い、検査や治療薬に患者の自己負担が発生するなど、逆行する動きがみられる（第6章5参照）。

(2) 医療費の動向

　医療費の動向をみると、新型コロナのパンデミックが襲った2020年度の概算医療費は、42兆2000億円となり、前年度より1兆4000億円、3.2％の減少となった。近年の医療費の増加傾向は、年間で7000億円程度であったから、それも見込むと2兆円以上の医療費の減少となった。2000年に介護保険制度が導入され、医療費の一部が同制度に移行したときですら6000億円程度の減少であったから、過去最大の減少といってよい。

　医療費減少の要因は、新型コロナの感染をおそれた患者の受診控え、

8　寺内順子「高すぎる国保の改善に―地方選の争点に―」経済330号（2023年）115頁参照。

予定入院や予定手術・検査の先送り、手指消毒、マスク着用の徹底などによる季節性インフルエンザの減少などが指摘されている。受診控えは、とくに小児科、耳鼻咽喉科、歯科等でその影響が大きく、感染拡大の初期には、患者数が半減した医療機関もあった。こうした受診抑制で患者数が減少したことにより減収に陥り、経営難に陥った医療機関も少なくなかった。しかし、国（政府）は、コロナ感染者を受け入れた医療機関には補償を行ってきたが、コロナ以外の患者の減少による医療機関の減収への補填は一貫して行わなかった。

　その後、2021年度の概算医療費は、前年度から約2兆円増え、44兆2000億円となり、2年ぶりに増加に転じ、その額も過去最高を更新した。高齢化の進展や医療技術の高度化に加え、新型コロナ関連の医療費が約4500億円程度と前年度の4倍近くに膨らみ、コロナ禍の受診控えの反動もあり、増加率（4.6%）は過去最高となった。さらに、2022年度の概算医療費も前年度から1.8兆円増え、46兆円となっている。医療費の増加は今後も続くと考えられ、それを抑制すべく医療費抑制政策も継続されると予想される。

5　継続される医療費抑制政策

(1)　2022年度の診療報酬改定─事実上の本体マイナス改定

　医療費抑制政策は、医療保険の分野では、診療報酬のツールを使って進められることが多い。診療報酬は2年に1回改定が行われているが（第1章4参照）、コロナ禍で初の改定となった2022年度の改定（以下「2022年改定」という）は全体で0.94%の引下げ（国費約1300億円の削減）となった。薬価などを1.37%引下げ、医師・看護師等の人件費や設備関係費に充てられる本体部分は0.43%の引上げという内容である。

（%）

診療報酬本体　全体改定率
薬価等

診療報酬本体の改定率は 2010 年度以降で最低に

1.55　1.379　0.73　0.49　0.55　0.55　0.43

0.19　0.004　0.10　-0.63　-0.84　-1.19　-0.46　-1.01　-0.94

-1.36　-1.375　-0.63　-1.33　-1.74　-1.01　-1.37

2010　2012　2014　2016　2018　2020　2022（年度）

出所:『日経ヘルスケア』（日経 BP、2022 年 4 月号）28 頁。

　近年の診療報酬改定では、従来のように薬価を引き下げた分の財源を本体の引上げ部分に充てず、高齢化などで増える社会保障費の自然増分の削減に利用されている。2022 年改定でも、薬価の引下げにより約 1600 億円の削減となり、社会保障費の自然増部分の削減総額約 2200 億円の大半を占めた。そして、2022 年改定の本体部分 0.43％ プラスは、コロナの感染拡大前の 2020 年度の診療報酬改定の増額すら下回る微増であり、2010 年以降で最低の伸びである（**図表 3 - 2**）。しかも、プラス分の 0.43％ は、看護職員の処遇改善（0.2％）と不妊治療の保険適用（0.2％）に割り振られ（使途の決め打ち）、恩恵を受けるのは、産婦人科の一部や大規模急性期病院に限られ、次にみるリフィル処方箋の導入等による効率化（0.1％）と 6 歳未満の乳幼児感染予防対策加算の廃止（0.1％）による増加分を含めても、実質的な本体プラス分は 0.23％ にとどまる。リフィル処方箋の導入による再診料減少を考慮すると、大半の医療機関は実質ゼロ改定、医科診療所は本体マイナスとなっているといってよい。

　新型コロナの感染対策にかかわる診療報酬については、医科外来感

染症対策実施加算および入院感染症対策実施加算が 2021 年 9 月 30 日で廃止され、6 歳未満の乳幼児感染予防策加算も 2022 年 3 月 31 日で廃止された。2022 年改定で、新設された入院・外来の感染対策向上加算は、算定要件や満たすべき施設基準が厳しく、スムーズに移行できていない。

(2)　リフィル処方とオンライン診療の初診利用の恒久化

　さらに、1 度診察すれば、一定期間は再診なしに薬局で同じ処方薬を 3 回まで出す「リフィル処方箋」も導入された。高血圧のように、症状が安定している慢性疾患の患者で、通院のたびに同じ薬を処方される場合に適用され、1 回で何日分処方するか、2 回にするか 3 回にするかは医師の判断により、投薬量に限度がある向精神薬の一部や湿布は対象外である。普及すれば、医療機関が受け取る再診料が減り、医療費の抑制につながるというわけである。実際、前述のように、リフィル処方箋の導入による再診料の減少（効率化）を見越して、2022 年改定では、0.1％ の診療報酬プラス分が想定されている。しかし、長期処方には患者にとってリスクが大きく、医師が診察しないことで症状の悪化の兆しに気づくのが遅れるという危うさがある。もっとも、すでに医師による長期処方が制度化されているうえに、リフィル処方には厳しい算定要件がつけられており、普及は限定的なものにとどまっている。

　一方、2022 年改定では、コロナ禍での特例という位置づけであったオンライン診療の初診利用が恒久化された。診療報酬上の医学管理料も検査を必要とするもの以外はすべて算定可能で、初診と再診についても、ほぼ対面と同等の診療評価となっており、「外来診療のうち 1 割以内」などの施設基準も大幅に緩和された。しかし、なし崩し的なオンライン診療の初診利用の恒久化であり、医療の安全性の確保という

点から問題がある。⁹もっとも、初診からのオンライン診療は誤診などのリスクが高いためか、コロナの感染拡大期でも、実施はごくわずかにとどまっていた。初診はできるかぎり対面で診療し、再診以降は、オンライン診療という形で対応した医療機関が大半で、オンライン診療の初診利用の広がりはみられていない。

⑶ 大病院における受診時定額負担の仕組みの再編

また、前述のように、紹介状なしで受診した患者から定額負担を徴収する責務のある医療機関の対象範囲が拡大され、特定機能病院と地域医療支援病院（一般病床 200 床以上）に、医療資源を重点的に活用する外来を地域で基幹的に担う医療機関（紹介受診重点医療機関。第5章4参照）が加えられた。

2022 年改定では、患者から徴収する定額負担も、医科初診で最低7000 円以上、医科再診で同 3000 円以上に引き上げられ、そのうえで、引き上げられた金額 2000 円（初診料・再診料相当額）は保険給付から控除し国庫に納める（病院等には給付しない）こととされた。大病院での初診料・再診料は、保険給付しないという事実上の保険免責制度の導入といってよい。今後、これを契機に定額負担のさらなる引上げ、初診料等の保険外しが進む可能性が懸念される。

⑷ 現行保険証の廃止とマイナンバーカードによる保険証利用

一方、医療 DX の推進の一環として、診療報酬を電子レセプトで請求（オンライン請求、光ディスク請求）している医療機関・薬局に対し、2023 年4月から、マイナンバーカードによる保険証利用のためのオンライン資格確認システムの導入が原則義務化された。全医療機

9　全国保険医団体連合会診療報酬改善対策委員会「2022 年度診療報酬改定、医科の問題点―感染対策、リフィル処方、マイナンバー制度など―」月刊保団連 1377 号（2022 年）19-20 頁参照。

関・薬局の96%が対象となったが、4月から運用開始した医療機関・薬局は、全体の6割弱で、高齢層の医師の診療所を中心に対応の困難な医療機関の中には閉院・廃業するところも出ている。全国保険医団体連合会（保団連）の調査では、導入した医療機関の4割でトラブルが発生しており、拙速な義務化により地域医療に多大な影響が生じている。

　さらに、2023年の通常国会で、2024年10月から、現行の保険証を廃止しマイナンバーカードによる保険証利用に原則一本化するマイナンバー法等改正法（行政手続における特定の個人を識別するための番号の利用等に関する法律等の一部を改正する法律）が成立した。これまでの進捗状況からみて、期限内に保険証利用の一本化を実現することは困難との指摘もあり[10]、同法では、現行の保険証廃止後も、そのまま1年間有効とする経過措置や、マイナンバーカードが手元にない「例外的な事情」がある場合には本人の申請にもとづき、保険者が資格確認書を発行することで、保険診療（現物給付）が受けられる仕組みが盛り込まれた。

　しかし、マイナンバーカードをめぐっては、誤交付、誤登録などのトラブルが続出している。全国保険医団体連合会（保団連）が医療機関を対象に行った第一弾の調査では、マイナンバーを使った保険資格の確認で2481件のトラブルが報告され、うち63.5%に当たる1575件が、システムで「無効」「当該資格なし」と表示されたという。この場合は、事実上の無資格となり、医療費が窓口で全額自己負担となる。また、第二弾調査では、データ上で表示される窓口負担の割合と保険証のそれが異なるケースも32都道府県290市町村693医療機関でみられた。他人の医療情報が登録されていたなど医療事故につながりかね

10　大道久「医療DXの推進と健康・医療・介護情報活用に向けた課題」週刊社会保障3211号（2023年）28頁参照。

ない深刻なトラブルも報告されている。高齢者や障害者などカード管理に困難を抱えている人も相当数おり、このままでは、自治体や保険者の窓口で大混乱が生じる可能性が高い。保険証の廃止は中止し、保険証は全員に交付したうえで、マイナンバーカードの利用は任意とする運用にすべきである。[11]

　こうしたトラブルの続出の中、与党自民党の中からも、2024年10月からの保険証廃止とマイナンバーカードへの一本化の延期などを求める声が出はじめた。そのため、2023年8月、国（政府）は、マイナンバーカードのマイナ保険証を持たない人には、健保組合など各医療保険者が本人の申請がなくとも、資格確認書を交付し、有効期間も「1年を限度」から「5年以内」とし、この範囲内で各保険者が決める仕組みとして現行の保険証と同様の扱いとする対策案を打ち出した。2024年10月の保険証「廃止」を明記した前述のマイナンバー法等改正法の再改正を避けるための苦肉の策といえるが、これでは根本的解決にならないばかりか、そもそも何のために保険証を廃止しマイナンバーカードに一本化するのかわからない。まさに場当たり的な対応といえる。

　マイナ保険証への一本化、さらには医療DX（医療デジタルトランスフォーメーション）の目的は、他院での患者の医療情報を明らかにしつつ、医療機関への審査支払機関による審査、査定の強化を進めるなど医療費抑制をはかることにある。[12]その本質を見抜きつつ、保険証廃止反対の運動を強めていく必要があろう。

11　同様の指摘に、松山洋「『医療DX』がもたらす医療の変容—オンライン資格確認義務化、保険証廃止の狙い—」季刊自治と分権91号（2023年）62頁参照。

12　松山洋「『医療DX』による医療費抑制—国民皆保険制度と『かかりつけ医』の変容—」住民と自治724号（2023年）13-14頁参照。

6 患者・被保険者の権利保障からみた医療保険の課題

(1) 患者・被保険者の医療を受ける権利と免除権

　以上の考察を踏まえ、患者・被保険者の医療を受ける権利（給付受給権）、その前提となる免除権の保障という観点から、医療保険の課題についてみていく。

　健康保険法など医療保険各法では、被保険者に保険料負担の義務が課されている。被用者を対象とする健康保険などでは、被保険者本人およびその事業主に課され（健保161条1項など）、自営業者などを対象とする国民健康保険では、被保険者本人（世帯主が世帯員の保険料もまとめて納付する）に課せられる（国保79条1項）。しかし、強制加入制度を採用している医療保険では、保険料負担が困難な者も加入者（被保険者）となるため、加入者に保険料負担義務を軽減もしくは免除される権利（免除権）が認められる必要がある。給付の際の一部負担金についても同様である。

　また、被保険者（やその家族）が医療の必要な状態になった場合には、患者として医療を受けること、医療保険の受給権が保障される必要がある。しかし、一部負担金などの経済的負担増、さらには保険料滞納により正規の保険証が交付されず資格証明書もしくは無保険となり、医療機関を受診することができず、治療を中断し、患者になれない人が増大していることは前述したとおりであり、医療を受ける権利を保障するため、保険料と一部負担金の減免が不可欠となる。

(2) 医療保険料の負担軽減と減免範囲の拡大

　まず、低所得者に過重な負担となっている国民健康保険料の負担軽

減が必要となる。

　本来は、所得のない人や住民税非課税世帯の保険料は免除とすべきであるが、当面は、自治体レベルで、国民健康保険料の2割・5割・7割軽減を8割・9割軽減にまで拡大していく改善が求められる。また、被用者保険である健康保険や厚生年金の保険料は、その年度初めの3か月の固定的賃金（諸手当を含む）に応じて算定され、4月から7月までで降給した場合には、減額改定もされることを考えれば、国民健康保険料の算定基準も、前年度の所得から3年間の平均収入にならすなどの改善が必要である。そして、恒常的な生活困窮者がすべて生活保護を受給しているわけではないことを考えれば（生活保護の捕捉率は2割にとどまる）、条例減免により、恒常的な生活困窮者に対しても保険料の免除を認める必要がある。

　ついで、他の国に比べて社会保険料負担に占める割合が低い事業主負担と公費負担を大幅に増大させるべきである。国民健康保険については、現在の国庫負担は保険給付費に対し定率40％となっているが、1984年までは、患者負担を含む医療費全体に対し定率40％であった。地方単独の福祉医療制度を実施した場合、国の補助率が削減されるので、医療費に対する国庫負担は、現在では30％程度とみられ、1984年から国庫負担は額にして約1兆円が削減されたとの指摘がある[13]。国民健康保険への国庫負担をもとの医療費40％の水準に戻せば、約1兆円の公費増となり、国民健康保険料を協会けんぽの平均保険料並みへ引き下げることが可能となる。将来的には、応益負担部分の廃止、保険料を所得に応じた定率負担にするなどの抜本改革が不可欠である。少なくとも、すぐにでも国民健康保険料の子どもの均等割を廃止すれば、事務費もかからず、少子化対策としても有効と考える。

13　神田敏史・長友薫輝『新しい国保のしくみと財政―都道府県単位化で何が変わるか―』（自治体研究社、2017年）85頁（神田執筆）参照。

被用者保険についても、協会けんぽの国庫補助率を健康保険法本則の上限20％（健保153条）にまで引き上げ、保険料を引き下げる必要がある。そのうえで、被用者保険の標準報酬の上限の引上げ・段階区分の見直しを行い、相対的に負担が軽くなっている高所得者の負担を強化すべきである。厚生年金の標準報酬月額の上限を、現行の62万円から健康保険と同じ139万円に引き上げるだけで1.6兆円の保険料増収が見込めるという試算もある。[14]

　社会保障費の増大に対応して保険料率の引上げを行う場合には、原則折半になっている労使の負担割合の見直しを同時に行うべきである。具体的には、中小企業には一定の補助を与えることを前提条件として、事業主負担と被保険者負担の比率を7対3程度とするなど、社会保険料の事業主負担部分を増やす方向で増収をはかるべきであろう。将来的には、その財源は、社会保険料の事業主負担を企業利益に応じた社会保障税として調達する方法が有効と考える。

(3)　一部負担金の軽減、最終的な廃止と医療保険の方向性

　国民健康保険では（他の医療保険でも）、保険料負担とともに、受診時に定率の一部負担金（窓口負担）が存在し、これが、とくに低所得の患者の受診抑制（受給権の侵害）をもたらしており、免除権の観点から、この軽減が課題となる。

　そもそも、医療保険の給付は、療養の給付（現物給付）を基本としていることから、医療保険の受診時に一部負担金を課す必然性はなく、廃止が望ましい。実際、多くの先進諸国では、受診時の一部負担金そのものが存在しないか、原則3割の定率負担の日本に比べはるかに低額の負担になっている。

　当面は、国民健康保険の一部負担金の免除対象を住民税非課税世帯

14　垣内亮『「安倍増税」は日本を壊す』（新日本出版社、2019年）150頁参照。

に拡大するなどの減免制度の拡充が必要と考える。また、前述の国民健康保険法44条の一部負担金の減免について、減免等の理由となる収入の減少は、一時的なものであるとしながら、国民健康保険の社会保障制度としての性質を考慮すれば、一部負担金の支払いが困難であったことや支払いが困難になった事情および経緯等、考慮すべき被保険者の個別的事情を考慮せずに一定期間の経過をもって、一部負担金の減免の申請を却下した処分は、裁量権の逸脱・濫用があるとして、取り消した裁判例がある（札幌高判2018年8月22日賃金と社会保障1721＝1722号95頁）。今後の運用の改善の手がかりとなろう[15]。

そのうえで、まず全国レベルで、乳幼児、70歳以上の高齢者の医療費無料化を実現すべきであろう。将来的には、すべての国民を適用対象とする医療保険制度を構築し、公費負担と事業主負担を増大させることで、収入のない人や生活保護基準以下の低所得者については保険料を免除するとともに、一部負担金（窓口負担）なしの制度を実現すべきと考える。

子ども医療費助成については、現在、すべての自治体で実施されているものの、対象となる年齢や償還払い方式（いったん立て替えて、後で償還される方式）か現物給付方式（窓口負担なし）かなど自治体間で格差がみられる[16]。まずは全国レベルで、現物給付の形での医療費の無料化を実現する必要がある。

15　詳しくは、伊藤・岐路に立つ194頁参照。
16　地方自治体が実施している子ども医療費助成については、実施自治体に対し国民健康保険の国庫負担の減額調整措置が行われているが、2023年6月に閣議決定された「こども未来戦略方針～次元の異なる少子化対策の実現のための『こども未来戦略』の策定に向けて～」では、少子化対策の一環として、この減額調整措置の廃止の方向が打ち出された。

第 **4** 章
高齢者医療確保法・高齢者医療改革と
高齢者の権利

　本章では、高齢者医療確保法を中心に高齢者医療改革の法的問題と
課題を、高齢者医療確保法の目的・基本的理念、後期高齢者医療制度
の保険料・一部負担金の問題、後期高齢者支援金・前期高齢者納付金
の問題、医療費適正化計画や特定健康診査・特定保健指導の問題にわ
たり、高齢者の権利保障という観点から考察する。

1　高齢者医療確保法の目的・基本的理念とその問題点

(1)　高齢者医療確保法の目的と基本的理念

　高齢者医療確保法（高齢者の医療の確保に関する法律）は、国民の
高齢期における適切な医療の確保を図るため、①医療費の適正化のた
めの計画を作成し、②健康診査等の実施についての措置を講ずるとと
もに、③高齢者の医療について、国民の共同連帯の理念等にもとづき、
前期高齢者（65 歳以上 75 歳未満）の医療費の費用負担を調整すると
ともに、後期高齢者（75 歳以上）に対し適切な医療給付等を行う制度
（後期高齢者医療制度）を設立し、国民保健の向上および高齢者福祉の
増進を図ることを目的としている（高齢医療 1 条）。

　また、高齢者医療確保法は、①国民は、自助と連帯の精神にもとづ
き、自ら加齢にともなって生ずる心身の変化を自覚して常に健康の保
持増進に努めるとともに、高齢者の医療に要する費用を公平に負担す

101

ることと国民の義務を規定し、②国民は、年齢・心身の状況等に応じ、職域・地域・家庭で、高齢期の健康の保持を図るための適切な保健サービスを受ける機会を与えられることを基本的理念としている（高齢医療2条）。

(2) 国・地方公共団体の責任

　高齢者医療確保法が、老人保健法の改正という形式をとった理由については、法の目的と基本的理念に連続性があるためと説明されている。すなわち、高齢者医療確保法の目的が「国民の高齢期における適切な医療の確保」であり、老人保健法の目的（「国民の老後における適切な医療の確保」）と同じであること、また、法の基本的理念は、国民は、自助と連帯の精神にもとづき、「高齢者の医療に要する費用を公平に負担する」ことで、これも老人保健法の基本的理念（「国民の連帯の精神に基づき、老人の医療に要する費用を公平に負担すること」）と同じであること、制度面でも、老人保健法の目的である「適切な医療の確保」を引き続き規定したうえで、高齢者に対する医療の給付および費用負担については、老人保健制度を発展的に継承し、後期高齢者医療制度を創設するとともに、前期高齢者の財政調整を設けたこと、健康診査等の保健事業については、40歳以上75歳未満の被保険者に対する生活習慣病予防健診等を保険者に義務づけることなどを内容としており、老人保健法の趣旨との連続性を有していることから、新法の制度ではなく、法律の題名を改め、事実上全部改正を行ったとされている[1]。

　さらに、国は、国民の高齢期の医療費の適正化を図るための取組が円滑に実施され、高齢者医療制度（後期高齢者医療制度と前期高齢者についての保険者間の費用負担の調整）の運営が健全に行われるよう

1　土佐和男編著『高齢者の医療の確保に関する法律の解説』（法研、2008年）38-39頁参照。

必要な措置を講ずるとともに、医療、公衆衛生、社会福祉その他の関連施策を積極的に推進する義務があり（高齢医療3条）、地方公共団体も、住民の高齢期における医療費の適正化を図るための取組および高齢者医療制度の運営が適切かつ円滑に行われるように必要な施策を実施する義務があることがそれぞれ規定されている（同4条）。

　加えて、保険者について、加入者の高齢期の健康保持に必要な事業を積極的に推進するよう努めるとともに、高齢者医療制度の運営が健全・円滑に実施されるよう協力する責務（高齢医療5条）が、医師、看護師、薬剤師などの医療の担い手についても、各施策や事業に協力する責務（同6条）がそれぞれ規定されている。

⑶　高齢者医療確保法の基本的理念の問題点
　一権利と義務の、目的と手段の倒錯現象

　高齢者医療確保法は、社会保障法の一つであるが、社会保障法学の通説的定義によれば、社会保障法とは、憲法25条1項が規定する「健康で文化的な最低限度の生活を営む権利」、つまり生存権を「直接的に実現する法」であり、その目的は「生存権の侵害状態がおきないように、より高い水準で、生活を保障する」ことにあるとされる[2]。こうした定義からすれば、生存権を保障し、実現化する社会保障法としての高齢者医療確保法は、高齢者が適切な医療を受ける権利があることを前提として、それを実定法としてどう保障するかという観点から組み立てられるべきであり、それが本来の法体系のあり方である。

　しかし、高齢者医療確保法は「国民の高齢期における適切な医療の確保」と「国民保健の向上及び高齢者福祉の増進を図る」ことを目的としつつも（高齢医療1条）、高齢者の適切な医療を受ける権利ではなく、国民の健康保持増進義務や費用負担義務を優先させることで、む

2　荒木誠之『社会保障法読本〔第3版〕』（有斐閣、2002年）247頁参照。

しろ高齢者医療費の抑制を目的とした法体系になっており[3]、権利と義務の倒錯現象がみられる。

　同時に、その必然的な結果として、高齢者医療費の抑制が目的化し、高齢者医療確保法の本来の目的であるはずの「国民保健の向上及び高齢者福祉の増進を図る」ことが、高齢者医療費の抑制という目的達成の手段となり、目的と手段の倒錯現象も生じている。生活保障と権利保障の体系であるはずの社会保障立法が、財政抑制の手段と化し、憲法25条の生存権理念が政策を主導する規範的指針となるどころか、財政抑制という政策方針に従属させられているといってもよい。

② 後期高齢者医療制度の保険料負担の諸問題

(1) 後期高齢者医療保険料の負担構造と減免制度

　高齢者医療確保法にもとづく後期高齢者医療制度については、高齢者、とくに低所得の高齢者に過重な負担となっている保険料負担の問題がある。

　後期高齢者医療保険料は、世帯単位ではなく被保険者1人ひとり（個人単位）で賦課・徴収される。介護保険料と同様、年金額が年18万円（月1万5000円）以上の被保険者については、特別徴収（年金からの天引き）することができる（高齢医療107条。後期高齢者医療保険料と介護保険料との合算額が年金額の2分の1を超える場合は普通徴収となる）。普通徴収の被保険者については、世帯主や配偶者の一方に連帯納付義務が課されている（高齢医療108条2項・3項）。

3　相澤與一「『後期高齢者医療制度』を廃止し窓口負担の全廃を―当事者体験に発して医療の社会保障原則の実現を要求する―」賃金と社会保障1499号（2009年）66頁は、老人保健法にも、高齢者医療費の抑制という目的は見られたが、まだ、公的医療保障の趣旨を多少は残していたといえるのに対して、高齢者医療確保法は、高齢者に対して「後期高齢者」というレッテルをはり、一般の医療保険の枠外に放逐し、別枠化と劣等処遇を強いるものと指摘している。

後期高齢者医療保険料は、応能割（所得割）と応益割（被保険者均等割）が半々で賦課されるが、応益割部分の均等割については、世帯の所得水準に応じて7割、5割、2割に軽減される措置がある。あらかじめ軽減された保険料が賦課される仕組みである（減額賦課）。後期高齢者医療制度の導入当初、世論の批判を受けて、夫婦で年金収入年額80万円以下の場合は、均等部分について9割軽減とするなどの追加軽減措置（予算措置）がとられた。しかし、これらの追加軽減措置については、2017年度より縮小され、2021年度で廃止されている。ちなみに、9割軽減対象の高齢者が法定の7割軽減になったことで、保険料は年間4560円から同1万3680円に跳ねあがっている（2021年度）。なお、保険料には被保険者個人単位で賦課限度額が設定され、1人当たりの保険料額の平均は、2022・2023年度で月額6472円となっている（厚生労働省調べ）。

　広域連合は、減額賦課のほか、条例で定めるところにより、特別の理由がある者に対し保険料を減免し、または徴収を猶予することができる（高齢医療111条。条例減免）。しかし、この「特別の理由」は、災害などにより一時的に保険料負担能力が喪失した場合に限定され、恒常的な生活困窮は含まない趣旨と解されている。そのため、恒常的な低所得者については、保険料の減免を認めていない広域連合がほとんどである。後述の一部負担金と同様、生活困窮者に対しても保険料の減免を広く認めていくべきであろう。

(2)　後期高齢者医療保険料の法的問題

　後期高齢者医療保険料は、応益負担の部分について、軽減措置があるとはいえ、まったく収入のない人や無年金であっても賦課される。生活保護を申請・受給していないが、十分な資産を有せず、現実に生活保護基準以下の生活状態にある（もしくは保険料を賦課・徴収され

れば、生活保護基準以下の生活状態になることが確実な）高齢者にまで保険料が賦課されることになれば、結果として、当該高齢者の「健康で文化的な最低限度の生活を営む権利」、つまり憲法25条で保障される生存権が侵害されることになる。

後期高齢者医療保険料について裁判例はないが、同様の賦課方式をとっている介護保険料では、後述のように、年金以外に収入がなく、生活保護基準以下で住民税非課税の被保険者に対して介護保険料を免除する規定を設けていないことが、憲法14条および25条に違反しないかが争われた旭川市介護保険条例事件において、最高裁はいずれも違反しないと判示している（2006年3月28日判時1930号80頁）。しかし、介護保険料・後期高齢者医療保険料について、確実に「健康で文化的な最低限度の生活」水準を下回るといえる高齢者への保険料賦課は適用違憲となる余地があると考える（終章3参照）。

(3) 保険料滞納者への制裁措置の問題

また、後期高齢者医療保険料を滞納した高齢者への制裁措置の問題がある。

改正前の老人保健法では、保険料滞納の場合の資格証明書の交付などは、75歳以上の高齢者には適用がなかったが、高齢者医療確保法では、国民健康保険料の場合と同様に、保険料滞納者への資格証明書の交付が義務づけられた（高齢医療54条7項）。

具体的には、保険料を滞納している被保険者（一定の公費負担医療受給者を除く）が、その納付期限から1年を経過しても、保険料を納めないときは、滞納について災害など特別の事情がある場合を除き、広域連合は、被保険者証の返還を求め、資格証明書（「被保険者資格証明書」）を交付する。資格証明書では、いったん医療機関等に医療費の全額を支払い、後で広域連合に給付分を請求して払い戻しを受ける仕組

みとなる（特別療養費）。そのほか、広域連合は、保険料滞納者について、通常よりも有効期限の短い被保険者証（短期被保険者証。以下「短期保険証」という）を交付できる。

　しかし、年金からの保険料の天引き（特別徴収）が被保険者の８割以上を占める中、保険料滞納となるのは、月額１万5000円未満の年金給付しかない普通徴収の被保険者がほとんどであることを考えれば、それらの滞納者が、医療費を窓口で全額負担できるわけもなく、資格証明書の交付は、それらの人（多くは低所得で、病気になりやすい高齢者）を実質的に保険証のない無保険状態に追い込み、診療の機会を奪うことを意味する。

　こうした問題点が批判され、現在までのところ、保険料滞納者に対して資格証明書の交付を行っている広域連合（保険者）はなく、短期保険証の交付にとどまっている（それでも、全国で約２万人に交付されている）。もっとも、短期保険証の交付も、市町村が滞納者に窓口での保険料納付を直接働きかける機会を確保するためとされており[4]、そこで保険料の納付を迫られることから、保険証の更新のために市町村の窓口を訪れる高齢者は少なく、期限のきれた短期証を所持し、診療の機会が奪われている高齢者が出ている可能性がある。

　そして、2024年10月からの保険証の廃止とマイナンバーカードへの一本化にともない、短期保険証も廃止が予定されており、保険料滞納者は、特別の事情がないかぎり、窓口で全額負担しなければならなくなる。事実上の無保険状態に置かれることとなり、「特別の事情」についての柔軟な運用が求められる（第３章３参照）。

4　『長寿医療制度の解説―高齢者医療確保法と後期高齢者医療制度―』（社会保険研究所、2008年）15頁参照。

(4) 後期高齢者医療保険料の引上げ

　高齢者に過重な負担となっている後期高齢医療保険料だが、2023年に成立した「全世代対応型の持続可能な社会保障制度を構築するための健康保険法等の一部を改正する法律」により、高齢者医療確保法が改正され（以下「2023年改正」という）、①出産育児一時金にかかる後期高齢者医療制度からの支援金の導入（**図表4-1**）、②後期高齢者医療保険料の負担割合の見直しなどがなされ、さらなる保険料負担増が実施されることとなった。

　このうち、①については、出産育児一時金の引上げ（42万円→50万円）の財源に用いるため、一定収入以上の被保険者について保険料の引上げが実施される。具体的には、年金年収153万円超から211万円までの被保険者（約240万人。被保険者全体の12％）については、激変緩和措置として2024年度は引上げを見送り、2025年度から実施されるが、これにより、1人当たり平均保険料は、2024年度と2025年度の合計で、年額5200円増、年収200万円の人で3900円増、年収400万円の人で1万4000円増となる。2024年度には、高齢化にともなう保険料の改定による引上げ（1人当たり平均4300円）も加わる予定で、大幅な保険料負担増となる。政府は「能力に応じた負担」を理由にして保険料負担増を打ち出したが、年収153万円程度の被保険者は、とても経済的余裕があるとはいいがたい人たちである。

　また、後期高齢者医療の費用負担に占める後期高齢者医療保険料の負担割合（後期高齢者負担率）は、2年ごとに

図表4-1　出産育児一時金への費用支援

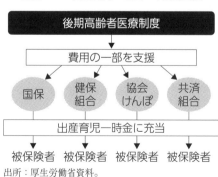

出所：厚生労働省資料。

政令で定め、2010年度以降は、
若年人口減少率の2分の1の割
合で引き上げる仕組みが導入さ
れており、若年者が負担する後
期高齢者支援金は、現在の約4
割を上限として減少していく仕
組みとなっている（図表4-2）[5]。
②は、この高齢者負担率の設定
方法を後期高齢者1人当たりの
保険料と現役世代1人当たりの

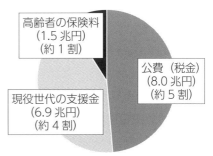

図表4-2　後期高齢者医療の財源

注：2022年度予算ベース。窓口負担（1.5兆円）
　　等を除く。
出所：厚生労働省資料。一部修正。

後期高齢者支援金の伸び率が同じになるように見直す。将来的には、
介護保険制度における第1号被保険者（65歳以上の高齢者）と第2号
被保険者（40〜64歳の医療保険加入者）の負担割合と同等にされてい
く可能性がある。現在の後期高齢者負担率は13%程度だが、かりに介
護保険料（第1号被保険者）の保険料負担割合（約25%）と同等にな
れば、単純計算で、保険料負担は現在（全国平均で月額6400円）の倍
（月額1万2600円）になる。

③　後期高齢者医療制度の一部負担金の諸問題

(1)　一部負担金の2割負担の導入

　費用負担については、後期高齢者医療制度の一部負担金（窓口負担）
の問題もある。

　後期高齢者医療の給付は、他の医療保険の給付と基本的に同じ内容
である①療養の給付（高齢医療64条）や入院時食事療養費（高齢医
療74条）などと、②高額療養費・高額介護合算療養費（高齢医療84

5　前掲注4)『長寿医療制度の解説』78頁参照。

条・85条）のほか、③広域連合の条例による給付（葬祭費・傷病手当金等）がある（高齢医療86条）。③の傷病手当金の支給については任意となっている。

　療養の給付にかかる一部負担金は、原則として医療費の1割負担である（現役並所得者は3割負担。高齢医療67-69条）。2021年に成立した「全世代型の社会保障制度を構築するための健康保険法等の一部を改正する法律」による高齢者医療確保法の改正で、被保険者のうち課税所得28万円でかつ年収200万円以上の所得層を対象に、2022年10月から、一部負担金が2割負担となった。外来医療については施行日から3年間に限り、1か月の負担金を最大3000円に抑える措置（配慮措置）が設けられているものの、後述の高額療養費の適用は入院医療の場合がほとんどで、外来医療が中心の高齢者にとっては、事実上の負担の2倍化である。

　しかも、2割負担となる対象者の範囲（高齢者の所得要件）は政令で定めるため、国会の審議を経ることなく、対象者の範囲が拡大されるおそれがある。将来的に、政府は75歳以上の高齢者の一部負担金を原則2割負担とする方針であろう。窓口負担（一部負担金）の増大は受診抑制をまねく。新型コロナ感染症の重症化リスクが高い高齢者の受診抑制を促進するような2割負担の導入は、感染症対策としても逆行というほかない。そもそも、国（厚生労働省）は、一部負担金の増大により高齢者の受診抑制が生じることを想定し、医療費抑制の財政試算を示している。その財政影響（2022年度、満年度）をみると、後期高齢者支援金にあたる現役世代の負担の軽減は720億円で、現役世代1人当たりの減少は年間わずか700円にすぎず（この約半分は事業主負担となるので、本人の負担減は約350円）、最も削減されるのは1010億円の公費負担である。これは公費・企業負担から高齢者（本人）への負担転嫁（コスト・シフト）にほかならない。

(2) 高額療養費制度と一部負担金の減免

　後期高齢者医療制度の一部負担金については、月額上限を超えた部
分を払い戻す高額療養費制度が存在する。月額上限は、所得ごとに異
なり、①現役並所得者、②一般、③低所得Ⅱ、④低所得Ⅰの４区分に分
けられている。入院医療の場合には、高額療養費が現物給付され、窓
口での支払いは限度額までとなる。

　また、広域連合は、災害その他の厚生労働省令で定める「特別の事
情」がある被保険者に対して、一部負担金を軽減、免除または徴収猶
予の措置をとることができる（高齢医療69条）。しかし、この「特別
の事情」は、保険料減免の場合と同様に、災害などにより一時的に負
担能力が喪失した場合に限定され、恒常的な生活困窮は含まない趣旨
とされている。そのため、低所得者に対する一部負担金の減免措置は
なされていないのが現状である。

　なお、後期高齢者医療の一部負担金と介護保険の利用者負担の合計
額（介護合算一部負担金等世帯合算額）が、世帯の自己負担限度額を
超えたときには、それぞれの制度から払い戻される。この仕組みを後
期高齢者医療制度では、高額介護合算療養費、介護保険では高額医療
介護（予防）サービス費といわれている。

④　後期高齢者支援金・前期高齢者納付金の諸問題

(1) 後期高齢者支援金・前期高齢者納付金の法的性格

　各医療保険の保険者は後期高齢者支援金および前期高齢者納付金を
納付しなければならない。後期高齢者支援金・前期高齢者納付金とそ
れぞれの関係事務費のための費用には各医療保険者の加入者の保険料
の一部が充てられている。健康保険では、各医療保険者に課され一般
保険料額を定めるための一般保険料率の一部をなす特定保険料率とし

て示され（健保 156 条、160 条 14 項）、国民健康保険料においては、後期高齢者支援金等に充てる部分のみが後期高齢者支援金等賦課額として示される（国民健康保険法施行令 29 条の 7 第 1 項・3 項）。

　この特定保険料は「保険料」という名称ではあるが、それを負担する被保険者への保険給付に用いられるのではなく、財政調整（財政支援）に充てられる部分であり、被保険者の属する保険者の外に流れる部分である[6]。とくに、後期高齢者支援金の原資となる特定保険料については、負担者は後期高齢者医療制度の被保険者ではなく、他の医療保険の被保険者であり、負担者への給付はなされない。その法的性質は租税に近い性質を有する負担金と理解するしかない[7]。

　後期高齢者支援金の規範的根拠は、高齢者の医療費を社会全体で支えあう「社会連帯」の精神にもとづくものであると説明されているが[8]、そのようなきわめてあいまいな理念で、被保険者でない者が支払う反対給付のない負担金を「保険料」と称するのは、保険料概念を逸脱する不適切な表現と考える。保険料の内部に財政調整に用いられる部分があるとしても、その部分は当該社会保険制度（分野）の中で用いられることから、保険料全体について反対給付性を認めてよいとする見解もある[9]。しかし、同じ社会保険制度とはいえ、健康保険などの被用者保険と後期高齢者医療制度とでは加入者・被保険者が全く異なり、とうてい同じ社会保険制度とは観念しえない（少なくとも、被用者保

6　太田匡彦「社会保障における租税以外の費用負担形式に関する決定のあり方について―あるいは、租税と社会保障／社会保険の一断面―」金子宏監修『現代租税法講座・第 1 巻／理論・歴史』（日本評論社、2017 年）99 頁参照。

7　たとえば、加藤智章『社会保険核論』（旬報社、2016 年）198-212 頁、新田秀樹「財政調整の根拠と法的性格」社会保障法研究 2 号（2013 年）72-74 頁、碓井 273-275 頁参照。一方で、支援金は、行政費用を賄うための租税と異なるから、保険料または受益者負担金の性質をもつとする見解もある。堀勝洋『年金保険法〔第 5 版〕―基本理念と解釈・判例―』（法律文化社、2022 年）55-56 頁参照。

8　土佐・前掲注 1）391 頁参照。

9　太田・前掲注 6）104 頁参照。

険の被保険者は、そのように実感できていないだろう）。

⑵　増大する後期高齢者支援金とその対応

　後期高齢者医療制度における後期高齢者支援金は、前述のように、医療保険者が拠出しているが、高齢化の進展とともに、年々増大し、健康保険組合（以下「健保組合」という）など被用者保険の財政を悪化させる大きな要因となっている。2021 年度の健保組合決算見込によれば、経常支出総額に占める割合は、保険給付費が 50.2％、高齢者医療への拠出金が 43.1％ と、支出の半分近くが後期高齢者支援金など高齢者医療への拠出金で占められている。そのため、健康保険組合連合会（健保連）など保険者の側から、後期高齢者支援金の改革要求が相次いでいるが、現在までのところ何ら抜本的な改革は行われていない。

　国（厚生労働省）の対応としては、後期高齢者支援金について、加入割制度（各保険者の加入者の頭数に応じた負担）から報酬割（所得割）制度（各保険者の加入者の賃金総額に応じた負担）への段階的移行がある（2017 年度に完全移行）。後期高齢者支援金への報酬割制度の導入により、賃金水準（標準報酬）が相対的に高い加入者が多い健保組合や共済組合では負担増となり、逆に賃金水準（標準報酬）が低い加入者の多い協会けんぽ（健康保険協会管掌健康保険）では負担が軽減された。これにより、協会けんぽと健保組合等との所得格差を平準化するために投入されている協会けんぽへの国庫補助（約 2400 億円）が削減された。そして、そのうち 1700 億円が国民健康保険の都道府県単位化にともなう財政安定化のために投入された（第 3 章 3 参照）。

　しかし、健康保険法の附則を含めた各規定のいずれをみても、国庫補助の割合と後期高齢者支援金の報酬割との間に、法令上の関係はなく、報酬割の導入による国庫補助の削減と国民健康保険への支援の拡

充について論理必然性はない。協会けんぽの国庫補助の趣旨が、協会けんぽと健保組合等との所得格差への対応であるとするならば、報酬割の導入で、それが不要になるとはいいがたいからである。結局、公費負担の現役世代の保険料負担への付け替えであり、健保組合などからは、報酬割の導入で生じる財源を国民健康保険に活用することは、国の財政責任を現役世代の保険料負担に押し付ける「肩代わり」との批判が出ているが、当然の批判といえる。

(3) 前期高齢者財政調整への報酬割の導入

前述の 2023 年改正では、前期高齢者の財政調整制度においても、前期高齢者納付金について、2024 年度から、現行の加入者数に応じた調整（加入割）に加えて、部分的（3 分の 1）に報酬調整（報酬割）が導入される（**図表 4 - 3**）。これにより、後期高齢者支援金と同様、賃金水準の高い保険者（健保組合など）は納付金が増額し、賃金水準が低い保険者（協会けんぽ）は納付金が減少することとなる。

図表 4 - 3　前期高齢者の財政調整
における報酬割の導入

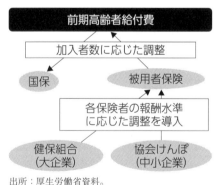

出所：厚生労働省資料。

具体的な各制度の納付金等への影響額は、協会けんぽが 970 億円減、健保組合が 600 億円増、共済組合等が 350 億円増などとなっている。報酬調整の導入にともなう導入部分にかかる協会けんぽの国庫補助の見直しにより、公費（国庫負担）は合計で約 1290 億円減となる。報酬割導入にともなう被用者保険への

10　同様の指摘に、笠木映里「医療制度・医療保険制度改革—高齢者医療・国民健康保険を中心に—」論究ジュリスト 11 号（2014 年）15 頁参照。

財政支援（約430億円とされる）などを除いても約910億円の減となる（厚生労働省資料）。ここでも、公費負担の減少が際立っている。

5 医療費適正化計画と特定健康診査・特定保健指導の諸問題

(1) 医療費適正化計画とその問題点

　高齢者医療確保法の目的条項には「適切な医療の確保」をはかるための手段として、旧法の老人保健法には規定されていなかった「医療費の適正化を推進するための計画の作成」が加わっており（高齢医療1条）、「医療費の適正化」（つまりは「医療費の抑制」）が打ち出されている点に特徴がある。高齢者医療確保法では、第2章の「医療費適正化の推進」において、医療費適正化計画の作成（第1節）と特定健康診査・特定保健指導の実施（第2節）が定められ、平均在院日数の短縮（入院医療費の伸びの抑制）と生活習慣病罹患率の減少による医療の効率化を通した医療費の適正化がはかられるとされる。[11]

　このうち、医療費適正化計画の作成では、まず国が「医療費適正化に関する施策についての基本的な方針」（医療費適正化基本方針。以下「基本方針」という）と全国医療費適正化計画を定める。後者は、厚生労働大臣が6年を1期として定め、①国民の健康保持の推進について国が達成すべき目標と、目標達成のために取り組むべき施策などを内容としており、作成と実施に関して必要があると認めるときは、医療保険の保険者、医療機関その他の関係者に対して必要な協力を求めることができる（高齢医療8条）。

　ついで、都道府県が、国の基本方針に沿って、6年を1期として都道府県医療費適正化計画を定める。計画の策定・変更にあたっては、あら

11　前掲注4）『長寿医療制度の解説』122頁参照。

かじめ関係市町村に協議するとともに、遅滞なく、これを公表するよう努めるとともに、厚生労働大臣に提出することとされている（高齢医療 9 条）。計画の内容は、都道府県ごとに異なるが、基本方針に沿って、①住民の健康保持の推進について達成すべき目標、②医療の効率的な提供の推進について達成すべき目標、③目標を達成するための保険者、医療機関等の関係者の連携・協力、④医療費の調査・分析、⑤計画期間における医療費の見直し、⑥計画達成状況の評価などが定められる。厚生労働大臣は、計画作成上重要な技術的事項について、都道府県に必要な助言ができる（高齢医療 10 条）。都道府県医療費適正化計画は、医療計画（医療 30 条の 4 第 1 項）、都道府県介護保険事業計画（介保 118 条 1 項）、都道府県健康増進計画（健康増進法 8 条 1 項）と調和するように定められる。①では、特定健康診査・特定保健指導の受診率の目標値などが掲げられ、前述のように、後期高齢者支援金の加算・減算に連動する仕組みが設けられている。中心になるのは②の医療費水準の目標設定であり、都道府県は、医療費適正化計画において、医療費水準の目標設定を求められ、地域医療構想の策定によって、この医療費の支出目標にあわせた医療の供給量の調節（病床削減など）を強いられることとなる。[12]

　なお、2024 年度からの「第 4 期医療費適正化計画（2024〜29 年度）」を見据えて、前述の 2023 年改正では、都道府県医療費適正化計画について、都道府県ごとに保険者協議会を必置として、計画の策定・評価に関与する仕組みが導入されている。

(2)　特定健診・特定保健指導の問題点

　一方、前述したように、高齢者医療確保法は、健康自己責任論をよ

---

[12]　長友薫輝「医療をめぐる『改革』動向―地方統制と保険者機能強化―」経済 331 号（2023 年）40 頁参照。

り具体化する形で、老人保健法の老人保健事業を廃止し、特定健康診査等実施計画にもとづき、特定健康診査（以下「特定健診」という）によりセレクトした対象者への特定保健指導（動機づけ支援・積極的支援など）を医療保険者に義務づけた（第1章5参照）。

　特定健診の対象者は、実施年度中に40〜74歳になる当該医療保険の加入者で、健診項目は、すべての対象者に共通して決められている。特定健診におけるメタボリックシンドローム（内臓脂肪症候群）の該当者・予備群の診断基準は、腹囲が男性85cm以上、女性90cm以上で、①空腹時血糖値110mg/dL以上、②中性脂肪150mg/dL以上か、HLDコレストロール40mg/dL未満、③血圧140/90mmHg以上、のうち2つを満たす場合に、メタボリックシンドロームと診断（3つのうち1つを満たす場合には、メタボリックシンドローム予備群と診断）される。しかし、腹囲の基準値が、国際的な基準値と異なるなど、いくつかの問題点が指摘されている[13]。

　特定健診・特定保健指導の受診率、メタボリックシンドロームの該当者・予備群の減少については、特定健康診査等実施計画にもとづき目標値が設定され、達成状況に応じて、後期高齢者支援金が加算・減算される。2018年度から、特定健診は57.5％（総合健保組合と私学共済は50％）未満、特定保健指導は10％（同5％）未満の医療保険者に対象範囲を拡大し、加算率も2020年度で特定健診5％、特定保健指導5％の計10％となっている。

⑶　健康自己責任論と特定健診・特定保健指導の限界

　2000年代に、WHO（世界保健機関）が、健康の社会的決定要因の改善を各国政府に呼びかけた時期に、日本では、病気の原因と対策を個人に求める逆の動きが強まった。

13　詳しくは、伊藤・後期高齢者医療制度198-199頁参照。

特定健診・特定保健指導の制度化は、個人の努力・自己責任によって、生活習慣病を予防できるという前提にもとづいた健康自己責任論の具体化であった。長時間労働などの労働環境を軽視し、特定健診によるハイリスク者の早期発見を起点に、メタボリックシンドロームを引き起こす生活習慣に着目した特定保健指導だけで、つまり個人への健康教育と個人の健康管理・行動だけで、生活習慣病が予防できるという前提で政策化されたといえる。将来的には、生活習慣病の予防に関しては、自己責任が強調され、被保険者の日常的な健康保持増進への取組み（努力）の有無が問われ、その取組み状況によって給付や自己負担に差をつける施策が実施される可能性がある。前述のマイナンバーカードによる保険証利用（第3章5参照）も、患者が医療・健康情報を閲覧・管理する仕組みを構築し、健康管理・予防＝個人の行動変容を促しつつ、健康自己責任の意識を強めることを意図している。

　しかし、特定健診・特定保健指導の導入から10年以上が経過したが、膨大な予算と人員を投下したにもかかわらず、メタボリックシンドロームは減少しておらず、政策的には失敗したというほかない。具体的な失敗の原因としては、社会経済的に不利な層ほど、健康状態が悪いにもかかわらず、健診を受診していないこと（特定健診の受診率は、中小企業の人が加入する協会けんぽ、無職や非正規雇用の人が多い国民健康保険では半分にも満たない）、メタボリックシンドロームは、予備群を含めると14万人を超え、それだけの多数の対象者に対して健康教育による行動の変容やそれによる疾患の死亡が抑制できるというエビデンス（証拠）がない、長期間にわたる有効な治療法が確立していないことなどが指摘されている。[14]

14　近藤克則「健康格差社会の病理と処方箋」月刊保団連 1252 号（2017 年）7 頁および同『健康格差社会』（医学書院、2017 年）184-185 頁参照。

6 高齢者の権利保障からみた高齢者医療確保法・高齢者医療改革の課題

(1) 免除権・受給権保障からみた後期高齢者医療保険料の減免など

　以上の考察を踏まえ、高齢者の権利保障の観点から、現在進められている高齢者医療改革と高齢者医療確保法の課題を提示する。

　まず、高齢者の免除権保障の観点から、後期高齢者医療保険料および一部負担金の減免範囲の拡大、もしくは無償化が課題となる。

　前述のように、後期高齢者医療保険料は応益負担の部分が存在し、所得がなくても、また住民税非課税の低所得者にも保険料が賦課される。国民健康保険料と同様、これら低所得者（生活困窮者）は生活保護を受給しており、生活保護受給者以外は、ある程度の保険料負担能力があるという前提で制度設計がなされている。それゆえに、低所得者に対して保険料の軽減はあるが、保険料の免除はなく、免除は災害など突発的な事由による所得の喪失・減少などの場合しか認められていない。しかし、生活保護の捕捉率が２割程度であり、生活保護受給者以外にも膨大な生活困窮者が存在すること、とくに高齢者を中心に生活困窮者が増大していることを考えれば、生活保護受給者以外は保険料負担が可能であるという制度設計の前提が崩れている。後期高齢者医療保険料についても、所得のない人や住民税非課税の低所得者の保険料は免除とすべきである（第３章６参照）。そのうえで、保険料賦課上限の引上げや応益負担部分の廃止、所得に応じた定率負担にするなどの抜本改革が必要である。

　また、後期高齢者医療制度にも、給付の際の定率負担（応益負担）の一部負担金が存在する。前述のように、この一部負担金について減免制度があるものの、保険料負担と同様、生活保護受給者以外は負担

可能という前提で制度設計されており、免除は災害など突発的な事由による場合しか認められていない。しかし、こうした制度設計の前提が崩れていることは前述のとおりである。そして、免除権保障の観点からは、医療保険では（後期高齢者医療制度でも）、医療の給付は、療養の給付という現物給付を基本としていることから、一部負担金は廃止が望ましい（第3章6参照）。当面は、一部負担金の減免の対象者を恒常的な生活困窮者、具体的には住民税非課税世帯に拡大していく必要がある。

ついで、高齢者の医療給付受給権を確実に保障するため、保険料滞納の場合の給付制限（制裁措置）の緩和もしくは廃止が必要となる。高齢者医療における保険料滞納の場合の給付制限（制裁措置）は、必要な人が医療を受けられない事態を招く可能性が高く、生存権侵害もしくは人権侵害に当たる事例もあることから、必要最小限の範囲にとどめられるべきである。

(2) 高齢者の権利保障からみた高齢者医療改革・後期高齢者医療制度の課題

高齢者の権利、とりわけ医療を受ける権利の保障という観点からすれば、高齢者医療改革の政策転換と後期高齢者医療制度の抜本的な改革、もしくは廃止が必要となる。

医療保険の制度設計は、社会保険がリスク分散という機能を有していることを考えるならば、単一の保険集団を形成するのが合理的といえる。この点、後期高齢者医療制度は、医療が必要となる可能性の高い（1人当たりの医療費が高い）75歳以上の高齢者のみで保険集団を構成しており、高齢者医療費の高さを際立たせ、世代間の連帯ではなく分断を強める仕組みといっていい。[15] 現役世代と高齢者との間で、負

15　倉田聡『社会保険の構造分析―社会保障における「連帯」のかたち―』（北海道大学出版会、

担の仕組みを透明化することは、かえって世代間対立を高め、後期高齢者医療制度の基盤である「国民の共同連帯」（高齢医療1条）を損なってしまう「自己破壊的な契機」[16]となりうる。

　現在進められている高齢者医療改革は、こうした後期高齢者医療制度を前提とし、高齢者と現役世代の世代間対立をあおりつつ、現役世代の負担軽減を名目に、高齢者の保険料負担・自己負担増を進めるという形で進められている。

　すでに、1980年代の老人保健法の制定時から、医療費、とくに高齢者医療費の抑制政策が続けられてきた。高齢者を費用のかかる存在とみなし、医療保険財政の重しにならないように、保険料負担や自己負担を強要しつつ、たとえば、高齢者が多い長期入院に対して、低位の診療報酬が設定されるなど、医療提供についても差別的な政策が進められた。2000年には、介護保険法が施行され、高齢者医療の部分から、「介護」部分の給付を切り離し、介護保険の給付に移すことで、高齢者医療費の抑制が図られた（終章1参照）。それでも、高齢化の進展で、高齢者医療費が伸び続けたため、前述のように、2008年に、後期高齢者医療制度が創設され、医療費適正化計画の策定など、さらなる高齢者医療費の抑制政策が進められていった。

　そもそも、後期高齢者医療制度の被保険者（75歳以上の高齢者）は、医療が必要となるリスクが高いうえに、収入が年金だけの人が大半で、保険料負担能力が低い。リスク分散の機能が働かず制度設計として合理性に欠ける。実際に、高齢者の保険料だけでは、高齢者医療給付費の1割程度しか賄えず、大半を公費と現役世代からの支援金（後期高齢者支援金）に依存している（**図表4-2参照**）。この後期高齢者支援金が、高齢化の進展とともに、年々増額し、健保組合などの財政を圧

2009年）297頁も、後期高齢者医療制度には、財政形態において従来の「社会保険」の仕組みからかけ離れた内容をもち、日本の「国民皆保険」体制を大きく逸脱すると批判する。

16　田中伸至「医療保険の財政」社会保障法38号（2022年）66頁。

迫し、解散に追い込まれる組合も増大しており、世代間の連帯というより対立を助長している。支援金制度に大きく依存する後期高齢者医療制度は限界を迎えている。

　高齢者の医療保障を（介護保障も）社会保険方式で行うことに、合理性がないといってよい（保険になじまない！）。高齢者の医療・介護保障については、税方式へ転換すべきであろう。年金から天引きされる介護保険料や後期高齢者医療保険料がなくなるだけでも、年金生活者の生活は各段に楽になるはずである。後期高齢者支援金がなくなれば、健康保険など被用者保険の負担も大幅に減る。介護保険については、税方式への転換により保険料負担はなくなるが、サービス利用時の負担についてもなくし、無償化を実現すべきである（終章6参照）。

　当面は、高齢者医療は税方式に転換し、医療保険について現在の国民健康保険、被用者保険の並列状態を維持しつつ、70歳以上の高齢者については医療費の無料化を、国レベルで実現すべきである。将来的には、政府を保険者とし、年齢・職業で区別することなく、すべての国民を適用対象とする医療保険制度を構築すべきであろう。そのうえで、公費負担と事業主負担を増大させることで、所得のない人や住民税非課税の低所得者については保険料を免除し、一部負担金を廃止した制度を構築すべきと考える（第3章6参照）。

　また、特定健診・特定保健指導は廃止し、従来の老人保健法で実施されていた市町村が行う40歳以上の住民を対象とした基本健診制度を復活させる必要がある（第6章1参照）。

第5章
医療法・医療提供体制改革と患者の権利

　本章では、コロナ禍で医療崩壊を引き起こした医療提供体制の諸問題について、医療法の改正を中心に概観し、患者の権利（とりわけ医療を受ける権利）という観点から、医療法と医療提供体制の法的問題と課題を探る。

1　医療計画と病床規制

(1)　医療法改正と医療計画

　まず、医療法の改正を中心に医療提供体制の改革の動向をみていく。
　1985年の第1次医療法改正[1]により、各都道府県は、厚生労働大臣が定める基本方針に即して、かつ地域の実情に応じて、医療提供体制の確保を図るための医療計画を定めることとされた（医療30条の4第1項）。医療計画において定める事項は、①疾病の治療・予防にかかる事業および在宅医療にかかる医療連携体制、②医師その他の医療従事者の確保、③医療安全の確保、④必要病床数（2000年の第4次医療法改正以降は「基準病床数」）などである。
　医療計画がカバーする範囲は広いが、中心となるのは、病床過剰地域における病床規制である。すなわち、医療計画では、1次から3次

1　医療法は、制定以来、頻繁に改正が行われてきたが、そのうち大きな改正を、それぞれ第1次医療法改正（1985年）などと呼んでいる。これまでの医療法改正の内容については、平沼直人『医療法―逐条解説と判例・通達―』（民事法研究会、2023年）4-5頁参照。

までの医療圏[2]の設定と、それぞれの医療圏における医療提供体制の整備の目標に関する事項を定めるとともに、医療圏ごとの基準病床数を確定し、都道府県知事は、それを上回る地域においては、公立病院に対しては、開設不許可処分をすることができ、民間病院に対しては、都道府県医療審議会の意見を聴いたうえで、病院の開設、増床等に対して勧告（病床の削減や病院開設辞退の勧告）ができるようになった（医療30条の11）。

　しかし、勧告は、法的拘束力をもたない行政指導であり、開設許可の取り下げを都道府県知事が執拗に働きかけることは違法になるとの判決（鹿児島地判1997年12月5日判例自治176号82頁）もあり、病床規制の実効性には限界があった。そこで、医療法上の病院開設許可は行うが、保険医療機関の指定は行なわないという方法がとられるようになった。病床規制にもとづく指定拒否は、当初は、通知により行われていたが、1998年の健康保険法等の改正により、勧告の不服従が指定拒否事由として健康保険法上に明文化された（健保65条4項2号）。こうした医療計画による病床規制の主な目的は、病床過剰とされる地域における病院の開設・増床を規制することで医療費の増加を抑制することにある[3]。

　また、第2次医療法改正（1992年）により、厚生労働大臣の承認を要件として、高度の医療提供等に関わる特定機能病院が、第3次医療法改正（1997年）により、地域医療の確保を支援する役割をもち、原則として200床以上の入院施設のある地域医療支援病院が、それぞれ法定化された（医療4条・4条の2）。医療機関の計画的・機能別体系化の手法が導入されたといえるが、この時期は、病床数の抑制に中心に置かれた。

2　基本的に、1次医療圏は市町村区域、2次医療圏は広域市町村（2021年10月現在で全国に335）、3次医療圏は都道府県の区域（北海道のみ6医療圏）とされている。
3　同様の指摘に、島崎469頁参照。

(2)　医療計画による病床規制の問題点

　医療計画にもとづく病床規制に関しては、憲法22条の職業選択の自由を侵害するとして、指定拒否処分を受けた医療機関が取消訴訟を提起する事例がみられた。これに対して、最高裁は、過剰な医療供給により、「不必要又は過剰な医療費が発生し、医療保険の運営の効率化を阻害する事態を生じさせるおそれがある」との認識にもとづいて、指定拒否は適法であり、憲法22条にも違反しないと判示している（最判2005年9月8日判時1920号29頁）[4]。また、最高裁は、病院開設中止勧告が指定拒否と結びついていることから、都道府県知事が、病院を開設しようとする者に対して、当該医療圏の必要病床数に達しているとの理由で行った病院開設中止勧告の処分性を肯定している（最判2005年7月15日民集59巻6号1661頁）。

　最高裁判決が指摘するように、病床規制の理論的根拠は、医療においては、供給が需要を生み出すという「供給誘発需要仮説」にある。しかし、この仮説には疑問が出されており議論の余地がある。また、医療計画による病床規制が導入された1985年当時は老人病院が急増しており、病床規制の意義はあったといえるが、現在では医療機関の経営環境をはじめ医療を取り巻く状況は当時と大きく異なっており、病床規制の意義・効果は相対的に薄れている。

　さらに、病床規制の中核となる2次医療圏の設定の妥当性の問題がある。2次医療圏自体が、病床規制のために設けられた「後追い的」かつ「擬制的」な医療圏域であり、市町村・保健所の管轄区域や郡市医師会の対象範囲の考慮を含め、無理な割り切りのもとに2次医療圏を設定した都道府県も少なくないとの指摘がある[5]。疾病や事業の内容に

4　加藤ほか146頁（倉田聡執筆）は、どの医療機関の病床が過剰であるかは一概に判断できない以上、常にその責めを新規参入者に負わせることが、職業選択の自由を制限する態様として合理的といえるかは疑問と指摘する。

5　島崎470頁参照。

より医療圏をまたぐ場合もありうるし、病床規制の意義を改めて検証するとともに、医療圏の範囲の見直しが必要といえる。何よりも、後述するように、医療費抑制を目的とした医療計画による病床規制（病床削減）が、コロナ禍での病床ひっ迫を生み出す原因となったことを考えるならば、政策の見直しと転換が不可避といえる。

(3) 第4次医療法改正と第5次医療法改正

　2000年代に入ると、介護保険の創設を背景に、医療と介護の連携が課題となり、病床機能にもとづく医療機関の体系化が強化されていく。2000年の第4次医療法改正では、病院の病床を療養病床と一般病床とに区分するなどの改正が行われた。

　さらに、2006年の第5次医療法改正では、医療計画制度の見直しを通じた医療機能の分化・連携の推進として、医療計画の必要記載事項として、4疾病（がん・脳卒中・急性心筋梗塞・糖尿病。のち精神疾患が加わり5疾病に）の治療・予防に関する事業、5事業（救急医療・災害時医療・へき地医療・周産期医療・小児医療）に関する事項が加えられた（医療30条の4第2項）。

　5事業のうち救急医療については、初期、第2次、第3次の3層からなっている。初期救急医療は在宅当番医制度（607地区）と休日夜間急患センター（551か所）からなり、第2次救急医療（入院を要する救急医療）は病院輪番制（398地区、2723か所）および共同利用型病院（14か所）からなる。第3次救急医療（救命救急医療）については救命救急センター（299か所、そのうち高度救命救急センターが46か所）で対応する仕組みである（数値は第3次が2022年4月時点。第2次、初期が2020年4月時点。厚生労働省調べ）。

2　医療介護総合確保法と第6次医療法改正の諸問題

(1)　病床機能報告制度の創設と地域医療構想

　2014年に成立・順次施行された「地域における医療及び介護の総合的な確保を推進するための関係法律の整備等に関する法律」（以下「医療介護総合確保法」という）は、医療法や介護保険法など合計で19の法律を一括して改正したもので、一連の法改正の流れから、医療法については「第6次医療法改正」といわれている[6]。

　第6次医療法改正では、病床機能報告制度が創設され（2014年10月から）、それにもとづき、医療計画において地域医療構想に関する事項を定めることとされた（医療30条の4第2項第7号）。病床機能報告制度は、各病院・有床診療所（医療機関）が有している病床の医療機能（高度急性期、急性期、回復期、慢性期。図表5-1）を、都道府県知事に報告する仕組みで、各医療機関は「現状」報告と「今後の方向」の選択（たとえば、今は回復期だが、今後は急性期とするなど）、構造設備・人員配置等に関する項目、具体的な医療の内容に関する項目を報告する（医療30条の13）。報告内容を受けて、都道府県は、構想区域（現在の2次医療圏とほぼ重なる）における病床の機能区分ごとの将来の必要量等にもとづいて、地域医療構想を策定する。地域医療構想は、本来的には医療計画の一部を成すが、医療計画と地域医療構想は別個のものとして運用されている例が多い。

　あわせて、地域医療構想を実現するため、都道府県は、構想区域ごとに、診療に関する学識経験者の団体その他の医療関係者、医療保険者などとの協議の場を設け協議を行う（医療30条の14）。都道府県知事は、病院の開設等の申請に対する許可に地域医療構想の達成を推進

6　『医療法の解説』（社会保険研究所、2015年）9頁。

図表 5-1　病床機能報告制度で医療機関が報告する病床の医療機能

医療機能の名称	病床の医療機能の内容
高度急性期機能	○　急性期の患者に対し、状態の早期安定化に向けて、診療密度が特に高い医療を提供する機能 ※　高度急性期機能に該当すると考えられる病棟の例 　　救命救急病棟、集中治療室、ハイケアユニット、新生児集中治療室、新生児治療回復室、小児集中治療室、総合周産期集中治療室であるなど、急性期の患者に対して診療密度が特に高い医療を提供する病棟
急性期機能	○　急性期の患者に対し、状態の早期安定化に向けて、医療を提供する機能
回復期機能	○　急性期を経過した患者への在宅復帰に向けた医療やリハビリテーションを提供する機能 ○　特に、急性期を経過した脳血管疾患や大腿骨頸部骨折などの患者に対し、ADL の向上や在宅復帰を目的としたリハビリテーションを集中的に提供する機能（回復期リハビリテーション機能）
慢性期機能	○　長期にわたり療養が必要な患者を入院させる機能 ○　長期にわたり療養が必要な重度の障害者（重度の意識障害者を含む）、筋ジストロフィー患者または難病患者等を入院させる機能

出所：『医療法の解説』（社会保険研究所、2015 年）57 頁。一部修正。

するため必要な条件を付すことができること、さらに、都道府県医療審議会の意見を聴いて、病床削減（転換）などの要請、勧告（公立病院等に対しては命令）、それらに従わない医療機関名の公表などの措置を発動できることなどが定められた（医療 30 条の 16・30 条の 17・30 条の 18）。

　地域医療構想のねらいは、診療報酬の高い急性期医療（とくに看護師配置の手厚い高度急性期の病床）を他の病床機能に転換させ、過剰と判断された病床開設は認めないなどして計画的に削減し、入院患者を病院から介護保険施設へと誘導することで、医療費を削減することにある。削減のターゲットとされているのは、看護師配置が手厚い急性期一般入院料 1 算定の病床（旧 7 対 1 の入院基本料算定病床）であり、国（厚生労働省）は、同病床を、2025 年までに 18 万床に削減す

る方針といわれる。

2018年までにすべての構想区域で、地域医療構想が出そろったが、地域医療構想の完遂による「必要病床数」を実現した場合、全国で15万6000床（2013年時点の必要病床数との差引）もの病床削減が必要となり、地域に必要な医療機関や診療科の縮小・廃止がおきかねない。国（厚生労働省）は、地域医療構想の実現は、各構想区域に設置された「調整会議」で、都道府県と地域の医療機関の協力のもとで進めていくことが原則と説明しているが、法改正により都道府県知事の権限が強化されており、上からの機能分化が進められる懸念は依然払拭できていない。受け皿が整わないまま、病床削減の地域医療構想を策定し、それを機械的に実施していけば、必要な医療を受けることができない患者が続出することになり、地域医療は崩壊する。

もっとも、地域医療構想による規制は、民間医療機関の病床過剰地域での増床に対して最終的には保険医療機関として指定しないことができる医療計画の規制に比べて緩く、民間医療機関の過剰な医療機能病床への転換に対して、都道府県知事が行えるのは中止の要請、病院名の公表にとどまる。都道府県知事の権限を強化すべきとの議論もあるが、医療計画による病床規制に対しても、医療機関からの訴訟提起があり、都道府県知事による所要の権限発動も対抗措置も、訴訟リスクをともない、簡単に発動できるものではない。実際、病床機能の再編はなかなか進まなかった。そこに、新型コロナのパンデミックが到来し、地域医療構想による病床機能の再編はいったん凍結された。

(2) 医療介護総合確保基金の創設

一方、医療介護総合確保法にもとづき、医療機能の分化・連携の推進、医療従事者の確保、介護サービスの充実などを図るため、都道府県に基金（医療介護総合確保基金）が創設された。

医療介護総合確保基金（以下「基金」という）は、消費税率の引上げによる増収分を活用し、その財源の3分の2を負担することとされた（医療介護総合確保法6条・7条）。基金は医療分と介護分に大別され、医療分は初年度の2014年度は、消費税増税分（国3分の2）に地方負担分（都道府県3分の1）を上乗せし、総額は903億7000万円、配分先は民間医療機関が74％を占めた[7]。基金の利用目的の内訳は、①地域医療構想の達成に向けた病床機能の分化や連携に関する事業に174億円、②在宅医療の推進に関する事業に206億円、③医療従事者の確保・養成に関する事業に524億円であった。2015年度からは、この3事業に、介護施設等の整備に関する事業と介護従事者の確保に関する事業の2事業（総額720億円を措置。うち国費483億円）が加わり計5事業が基金交付の対象となっている。

　これまで、病床再編については、前述のように、診療報酬による病床の医療機能の評価などで、病床転換を誘導する政策がとられてきたが、診療報酬とは別枠の基金という政策誘導の仕組みが設けられたわけである。基金の医療分の主たる目的は、地域医療構想を推進するための補助金的手法という評価もある[8]。とはいえ、基金による助成は、利権の発生や不正の温床になりやすく、とくに消費税増収分を用いるわけだから、助成の基準の明確化と決定手続きの透明性の確保が不可欠である。

(3)　医療計画の見直しなど

　さらに、第6次医療法改正では、在宅医療の充実および医療と介護

7　池上直己『医療と介護―3つのベクトル―』（日経文庫、2021年）135頁は、地域医療構想のために国が用意した年間約900億円の資金は、1県あたりにすると20億円にすぎず、しかも、その半分以上は既存の教育研修事業等に振り替えられており、その後、多少の増額はなされたものの不十分であり、地域医療構想も地域医療計画と同様に、さしたる効果を上げることなく、棚上げされる可能性があると指摘する。

8　島崎479頁参照。

の連携の推進のための医療計画の見直しが規定された。

　具体的には、まず、医療と介護の連携を強化するため、厚生労働大臣が「地域における医療及び介護を総合的に確保するための基本的な指針」（総合確保指針）を定める（医療介護総合確保法 3 条）。厚生労働大臣が、医療提供体制の確保を図るための基本的な方針を定めるときには、この総合確保方針に即して定めるものとし、都道府県が医療計画を作成するに当たっては、都道府県介護保険事業支援計画との整合性の確保を図らなければならないこととされた（同 4 条）。また、医療計画で定める事項に、居宅等における医療の確保の目標に関する事項および居宅等における医療の確保にかかる医療連携体制に関する事項を追加することとされた。さらに、医療法の医療計画の策定（変更）サイクルを、2018 年度からの第 7 次医療計画から 6 年（従来は 5 年）とし、その中間年（3 年）で在宅医療など介護と関連する部分の見直しを行うこととされた。

　これまでも、医療と介護の連携はしばしば強調され、2013 年からの第 6 次医療計画には「在宅医療の体制構築」などが盛り込まれた。しかし、医療計画の策定主体が都道府県、介護保険事業計画の策定主体が市町村であることなどもあり、医療と介護の連携は進んでいない。第 6 次医療計画をみても、在宅医療や地域ケアに関する部分は、ほとんどの医療計画で、都道府県が市町村と協議を積み重ねた形跡がみられず、記述は概して貧弱との指摘がある。[9] 計画の策定を担う人的スタッフの体制の拡充がなされなければ、実態にあわない機械的な病床削減の数値目標となる可能性が高く、実際そうなっている。

　このほか、医療法に「国民は、良質かつ適切な医療の効率的な提供に資するよう、医療提供施設相互間の機能の分担及び業務の連携の重要性についての理解を深め、医療提供施設の機能に応じ、医療に関する

9　島崎謙治『医療政策を問いなおす―国民皆保険の将来―』（ちくま新書、2015 年）181 頁参照。

選択を適切に行い、医療を適切に受けるよう努めなければならない」（6条の2第3項）と、包括的な国民の責務の規定が盛り込まれた。この規定そのものは、病床機能報告制度に対応するものといえるが、適切な医療を受けることは、本来は国民の権利であるはずで、それを義務としているところに、公的責任の縮小と患者自己責任への転嫁の意図がみられる。また、この規定は、国民の医療を受ける権利、とくに医療機関へのフリーアクセスを制限する方向で、恣意的に拡大解釈されるおそれもある。

　なお、同改正で、医療事故調査・支援センターの設置（2015年10月から）も規定された（医療6条の15）。医療事故調査制度は、医療機関の院内調査を中心として運用され、死亡事故事例の集積を専門家が検討して再発防止策の「提言」を整理して公表する仕組みである。また、院内調査に加えて一部で医療事故・支援センターによる「センター調査」も行われるようになっている。2023年3月末現在、医療事故報告は累計2632件、院内調査結果報告は累計2291件、相談件数は累計1万3706件、センター調査対象件数は累計207件となっている（厚生労働省調べ）。相談件数にくらべて、医療事故報告の実績は少ないといえよう。

３ 医療介護総合確保法による医療・介護提供体制の一体改革

(1) 医療介護総合確保法と地域包括ケアシステム

　医療介護総合確保法は、社会保障改革の手順・工程（プログラム）を示した「持続可能な社会保障制度の確立を図るための改革の推進に関する法律」（以下「社会保障改革プログラム法」という）にもとづく措置として「効率的かつ質の高い医療提供体制」と「地域包括ケアシ

ステムを構築することを通じ、
地域における医療及び介護の
総合的な確保を推進するため、
医療と介護の改革を一括した
一つの改正法」となっている
と説明されている[10]。つまり、
医療と介護の提供体制を一体
的に改革することに、その主
眼がある。

図表5-2　地域包括ケアシステムの概念図

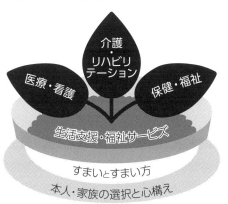

出所:「地域包括ケア研究会報告書」(2013年3月)。

　医療介護総合確保法は、
「地域における公的介護施設
等の計画的な整備等の促進に関する法律」を「地域における医療及び
介護の総合的な確保の推進に関する法律」に題名変更したもので、地
域包括ケアシステムの定義規定を設けている。すなわち、同法では、地
域包括ケアシステムを「地域の実情に応じて、高齢者が、可能な限り、
住み慣れた地域でその有する能力に応じ自立した日常生活を営むこと
ができるよう、医療、介護、介護予防（括弧内省略：引用者注）、住
まい及び自立した日常生活の支援が包括的に確保される体制をいう」
（2条1項）としている（図表5-2）。

　地域包括ケアシステムの法律上の定義自体は抽象的であるが、社会
保障改革プログラム法制定の前提となった社会保障制度改革国民会議
（当時）の報告書は、その役割を具体的に示している。すなわち、「高度
急性期から在宅医療までの一連の流れ、容態急変時に逆流することさ
えある流れにおいて、川上に位置する病床の機能分化という政策の展
開は、退院患者の受入れ体制の整備という川下の政策と同時に行われ
るべきものであり、川上から川下までの提供者間のネットワーク化は

10　前掲注6)『医療法の解説』12頁参照。

新しい医療・介護制度の下では必要不可欠となる」と述べている。ここでいわれている「川上」の政策が、医療介護総合確保法に盛り込まれた病床機能報告制度であり、そのねらいは、病床削減と平均在院日数の短縮による医療費抑制にある。そして、病床削減等により増大する退院患者の受け皿として想定されているのが、「川下」の政策に位置する「地域包括ケアシステム」であり、その中心は、介護保険サービスである（社会保障制度改革国民会議報告書にいう「医療から介護へ」）。

　しかし、介護保険は、そもそも、必要なサービスを十分に保障する仕組みではなく、給付抑制や負担増により必要なサービスを受けられない人が大量に生み出されている（終章2参照）。それらの人の受け皿として想定されているのが、家族相互の助け合い（国民会議報告書では「互助」に含まれていたが、社会保障改革プログラム法では「自助」の一部とされている）であり、ボランティアや地域の絆という実態のあいまいな互助である（国民会議報告書のいう「病院・施設から地域・在宅へ」）。もしくは追加の費用負担が可能な高齢者に対しては、民間企業の健康産業に受け止めさせることが構想されている。

(2)　医療・介護提供体制の一体改革の特徴

　以上のように、医療介護総合確保法の目的は、医療・介護提供体制の改革を一体的に進め、「公費抑制型の医療・介護提供体制」[11]を構築することにある。そして、2018年度からの国民健康保険の都道府県単位化で、公費抑制型の医療・介護提供体制が都道府県を単位として再編されることになり（第3章2参照）、社会保障改革プログラム法に規定された医療・介護制度改革は一応の完成をみることとなる。

　公費抑制を目的にした改革は、これまでも行われてきたが、医療・

11　林泰則「医療・介護総合法による医療改革の行方」住民と自治618号（2014年）14頁。

介護提供体制の改革と医療・介護の給付抑制を一体的に打ち出した点、介護保険については、後述のように、要支援者の保険外しを含む徹底した給付抑制を断行し（終章 2 参照）、地域包括ケアシステムの名のもとに、自助と互助を強調し、かつての「日本型福祉社会」論を彷彿させる介護の家族依存回帰を鮮明にした点に、医療介護総合確保法と第 6 次医療法改正の大きな特徴がある。

　こうした改革は、国の責任の放棄であり、自己責任・家族責任を強調することで、改革により必要な医療や介護が受けられない人が出ても、個人の自己責任として放置する「棄民」政策といってよい。その結果、新型コロナ・パンデミックにより、病床や人員が不足し、適切な医療が受けられず放置され、施設や自宅で死亡する感染患者（とくに高齢者）が続出する悲惨な事態を招くことになったことは前述したとおりである（序章 1 参照）。

４　コロナ禍の医療提供体制と医療法改正

⑴　コロナ禍の病床削減

　新型コロナ・パンデミックのもとでの医療崩壊により、病床削減を中心としたこれまでの医療費抑制政策の弊害が明らかになったにもかかわらず、いまだ政策転換はなされていない。それどころか、病床削減は、コロナ禍でも粛々と行われ、むしろ加速している。2020 年 1 月から 2022 年 4 月末まで、全国で 3 万 8303 床もの病床が削減された一方で、陰圧構造を持つ感染症病床はわずか 21 床増えたにとどまる（厚生労働省「医療施設動態調査」）。削減されたのは療養病床が多いが、療養病床は、従来から急性期病床の後方支援の役割を果たしており、その削減は、コロナの重症患者が回復しても（すぐに在宅へは帰れない！）、移る病床がないという形で病床ひっ迫の一因となっている。

また、国（厚生労働省）は、コロナ禍を経てもなお、公立・公的病院の統廃合を進めていく姿勢を崩していない。厚生労働省は、2019年9月、公立・公的病院のうち地域医療構想において再編統合の必要があるとする424の病院（公立257、公的167）の名称を公表し、病院の統合や診療科の縮小、入院ベッドの削減など、地域医療構想の具体的方針を1年以内に見直すよう求めた。2017年度時点で、1652の公立・公的病院のうち、人口100万人以上の地域に存在する病院などを除き、病床機能報告制度で高度急性期・急性期と報告した1455の病院を対象に、「診療実績が特に少ない」（手術件数などの診療実績が地域内で下位3分の1にある）と「類似かつ近接」（診療実績が類似する医療機関が自動車で20分以内の距離にある）という2つの基準に該当する病院がリストアップされた。名指しされた病院の約7割は地方の中小病院だが、感染症指定医療機関が53病院含まれており、また、医師偏在や看護師不足など診療体制の不備から診療実績が少ないことが考慮されていないなど、機械的、恣意的な基準設定に批判が噴出した。[12]

　その後、厚生労働省は、さらに精査を加えた結果を発表、再編統合の対象となる医療機関は440病院（全体の30.2％。医療機関名は公表せず）となった。しかし、これら再編統合の対象とされた公立・公的病院のうち146病院は、新型コロナの感染患者の対応に当たっていたこともあり、2020年9月に再編統合の結論を出すことは先送りされた。もっとも、厚生労働省は、地域医療構想の各医療機関の対応方針を民間医療機関も対象に含め、2023年度末までに策定するよう都道府県に求めており、世界的にみても少ない公立・公的病院をさらに削減しようとする政策動向に変化はない。自治体でも、東京都が、2022年7月、都立病院の独立法人化を断行している。

12　長友薫輝「コロナ禍で明らかになった地域医療の危機」長友薫輝編著『コロナと自治体2／感染症に備える医療・公衆衛生』（自治体研究社、2021年）22-23頁参照。

⑵　医療法改正による病床削減の加速と外来機能報告制度の導入

　2021年に成立した医療法等の改正（良質かつ適切な医療を効率的に提供する体制の確保を推進するための医療等の一部を改正する法律）も、医師数の抑制や病床削減を加速させる内容であった。改正の主な内容は、①医師の働き方改革、②各医療関係職種の専門性の活用、③地域の実情に応じた医療提供体制の確保、④外来機能報告制度の創設となっている。

　①については、医師の時間外労働が最も長いC水準（臨床研修医等が技能を取得する際の集中的技能向上水準）で、過労死ラインの2倍（年間1860時間）もの時間外労働を認めている。②では、医師・看護師以外の医療関係職（放射線技師等）に静脈路確保や薬物投与など侵襲性の高い医療行為を可能にしている。医療従事者の増員をはかることなく、規制緩和で、人手不足に対応しようというものだが、医師・看護師等の労働強化による疲弊が進むことが懸念される。

　③の医療提供体制に関しては、医療計画の記載事項に新興感染症等への対応に関する事項を追加するとともに、2020年に創設された「病床機能再編支援事業」を医療介護総合確保基金に位置づけ、当該事業については国が全額負担し（消費税が財源）、再編を行う医療機関に関する税制優遇措置を講じることとされた。同事業は、稼働している急性期病床を1割以上減らしたり、病院を再編統合した医療機関に対し消費税を用いて補助金を出す仕組みであり、社会保障の充実のためと称して増税された消費税を病床削減（社会保障の削減）のために用いることになる。病床機能再編支援事業により削減された病床は、2020年度だけで、2846病床にのぼり、うち急性期病床が2404床にのぼる（厚生労働省資料）。病床削減の政策方針は、全く変更されていない。

　④の外来機能報告制度は、地域医療構想における病床機能報告制度の外来版であり、報告義務を課される対象医療機関は、病院・有床診

療所で、無床診療所は任意である。報告項目は、医療資源を重点的に活用する外来の実施状況、医療資源を重点的に活用する外来を地域で基幹的に担う医療機関（紹介受診重点医療機関。以下「重点医療機関」という）となる意向の有無、地域の外来機能の明確化・連携の推進のために必要なその他の事項となっている。各医療機関は、2022年10月から、これらの事項を都道府県に報告し、この報告を踏まえて、各地域に「協議の場」が設定される（地域医療構想で設置されている「地域医療構想調整会議」の活用も可能）。同制度は、地域の外来医療を担う医療機関を重点医療機関と「かかりつけ医機能を担う医療機関」に２分化することを目的としており、将来的には、かかりつけ医機能を担う医療機関の受診なく重点医療機関を受診した場合に定額負担が導入される可能性がある。同制度には、後述のように、窓口負担増で患者の受診行動を誘導し、医療費を抑制しようとする政策意図がみえる。

(3) 急性期病床の算定要件の厳格化と地域包括ケア病床の抑制

　前述のように、医療費抑制政策のもと、診療報酬が高い（それゆえ医療費がかかる）急性期病床を、より報酬の安い回復期や慢性期病床へ転換させる施策が進められ、とくに診療報酬改定において、急性期病床の算定要件である「重症度、医療・看護必要度」（以下「看護必要度」という）の水準を厳格化するなどの手法がとられてきた。この水準を高く設定することで、急性期病床の患者はより早期の退院または転棟を迫られ、病床利用率が低下して空床が増加、それが一定の規模で常態化すれば、医療機関は、下位の入院基本料を算定している病床か回復期病床に転換を迫られる。

　2022年度の診療報酬改定（以下「2022年改定」という。第3章4参照）でも、看護必要度に関する評価項目の見直し（看護必要度のA項目から「心電図モニターの管理」を削除するなど）が行われ、急性期の報

酬の算定要件のクリアに必要な「看護必要度の高い患者割合」が下がり、急性期としての報酬が算定できなくなる病床が生じて大幅減収となる医療機関が出ている。

　2014年度の診療報酬改定で、急性期病床を減らすための受け皿として新設された地域包括ケア病床も、2022年改定では、在宅復帰率の引下げなど6項目にわたる減算項目が設定され、減算額も大きくなっている（6項目すべてが満たせない場合は、4割を超える減算となる）。当初、地域包括ケア病床は高めの診療報酬点数がつけられ、急速に拡大・普及した。しかし、それが厚生労働省の予想を超えて普及したため、一転して抑制に向かったといえる。[13] 急性期病床の受け皿となる地域包括ケア病床までも抑制が進めば、地域医療に深刻な影響が及ぶ。

　後述のように、国（政府）は、新型コロナ感染症の5類移行にともない、診療報酬の特例を設けて、コロナ感染患者の地域包括ケア病棟等での受入れを促す方針である（第6章5参照）。ただ、感染者は個室での隔離が必要となるが、地域包括ケア病棟では個室が少ない場合も多く、医療機関側の負担が大きい。また、5類移行後は、ゾーニングが病棟単位から病床単位に変わるため、感染者の病室に入るたびに個人防護具を脱着することが必要となり、装着のストレスや体力の消耗など医療従事者の負担も大きくなることもあり、地域包括ケア病棟で入院患者を受け入れる医療機関がどこまで増えるかは不透明である。

5　医師確保計画とかかりつけ医機能の強化

(1)　医師偏在の是正と医師確保計画
　医療計画では、医師偏在の問題や外来医療の確保に対応するため、2018年の医療法改正で、医師確保計画や外来医療計画の策定も組み込

13　大道久「診療報酬体系の課題と将来」週刊社会保障3182号（2022年）53頁参照。

まれている。このうち医師確保計画では、医師偏在指標にもとづいて、医師多数区域と医師少数区域が明らかにされ、都道府県は、医師少数区域を対象に、各種の施策を通じて、医師の確保に取り組むこととなった。医師の偏在是正の仕組みとして、地域医療対策協議会を通じた医師の派遣、大学医学部における地域枠の設定、医師少数区域で勤務した経験を持つ医師の認定（医療5条の2）などが試みられている。

　前述のように、二重登録制度における保険医の登録の仕組みは、療養担当規則に従って診療が行われることを確実にするとともに、診療についての医師個人の責任を明確にするために導入されたものである（第1章3参照）。こうした保険医登録制の趣旨から、医師の地域的偏在を是正し、適切な医療を確保するために、医師多数区域において保険医の登録数に上限を設定し、その他の区域での医師の増加を促すといった対応が考えられる[14]。しかし、一定の区域において保険医の登録数を制限することは、医師の職業選択の自由を制約するという問題がある。医師少数区域に公立・公的病院を設立するなどして、公的責任で医師を確保していく方向が模索されるべきであろう。

　もう1つの問題が、医師の「働き方改革」である。2024年4月より、勤務医の労働時間について、時間外労働の上限規制が行われる。医療機関では、労働時間の遵守に必要な数の医療従事者を確保する必要性が増大するため、今後は中小規模の病院において少数の医療従事者によって救急医療を担当するといった体制をとることが困難となる。この点から、国（厚生労働省）は医療機関の再編統合による医療機関の集約化を図ろうとしている。しかし、医療機関の集約化は、患者の医療へのアクセスの低下を引き起こす。やはり医師数の増加をはかりつつ、自治体など公的機関が中心となり、地域の医療機関の連携体制を強化していくことが必要となろう。

14　石田道彦「医療保険と医療提供体制」社会保障法38号（2022年）76頁参照。

(2)　かかりつけ医機能の強化

　2023年に成立した「全世代対応型の持続可能な社会保障制度を構築するための健康保険法等の一部を改正する法律」により、医療法が改正され、かかりつけ医機能が発揮される制度の整備として、医療計画に「かかりつけ医機能の確保に関する事項」を記載することが法定化された（医療30条の4第2項）。そして、病院・診療所・助産所（以下「病院等」という）の管理者は「医療を受ける者が身近な地域における日常的な診療、疾病の予防のための措置その他の医療の提供を行う機能」（以下「かかりつけ医機能」という）や病院等の機能についての情報を所在地の都道府県知事に報告し、当該事項を記載した書面を病院等において閲覧に供しなければならないこととされた（医療6条の3第1項）。この「かかりつけ医機能報告制度」にもとづいて、地域での協議の仕組みを構築し、協議を踏まえて、医療・介護の各種計画に反映させることとされた。

　そのうえで、かかりつけ医機能の確認を受けた病院等の医師は「継続的な医療を要する」と判断した患者・家族から求めがあった場合は、「疾患名、治療に関する計画等」について、書面等で適切な説明を行うよう努力義務が課せられた（医療6条の4の2）。

　コロナ禍で、かかりつけ医機能をめぐる議論が活発化したが、今回の改革は、あくまでも「かかりつけ医機能が発揮される制度整備」であって、「かかりつけ医の制度化」ではない。もっとも、前述の重点医療機関への定額負担の導入は、かかりつけ医の紹介を経ない受診をアメニティとみなし、重点医療機関の受診のためには、必ず「かかりつけ医機能を担う医療機関」を受診しなければならない制度への布石ともとれる。しかし、現在のフリーアクセスと自由開業制度は国民の間に定着しており、それを根本的に変える改革は難しく、欧米諸国のように、かかりつけ医（プライマリ・ケア）を経なければ、入院等がで

きない制度の構築までには至らないと考えられる。

6 患者の権利保障からみた医療法・医療提供体制改革の課題

(1) 地域医療構想と医療提供体制の課題

　最後に、患者の医療を受ける権利の保障という観点から医療法・医療提供体制の課題を展望する。基本的には、病床削減を中心とした現在の医療費抑制政策の転換と公的責任にもとづく医療提供体制の再構築が求められる。

　まず、地域医療の実態を無視した、病床の機械的な削減をさせないため、地域医療構想に医療機関や住民の意見を十分に反映させる必要がある。医療関係者が中心となって、どの程度の医療需要があり、どの程度の病床が必要であるかを具体的に提言していく取組みが重要となる。そもそも、稼働していない病床が多数存在しているのは、病床自体が過剰というより、必要な医師・看護師が確保されていないためとも考えられ、医師・看護師の確保を図る施策が優先されるべきである。各自治体は、病床削減を進めることを目的とした地域医療構想をいったん凍結し、抜本的な見直しをはかるべきである。

　また、公立・公的病院の再編統合リストは撤回し、高度急性期医療や不採算部門、過疎地域の医療提供などを担っているがゆえに経営の苦しい公立病院へ公費投入をはかり、国際的にみても少ない公立・公的病院の増設をはかっていくべきと考える。

　さらに、医師・看護師の計画的増員・養成が必要である。不足している絶対数の増員のほかに、医師等の地域偏在を生む地域格差自体の是正が求められる。医師確保計画の医師少数区域では、自治体が、公的責任で公立・公的病院を設立し、公務員としての医師を確保してい

く方向で医師偏在に対応していく必要がある。

(2) 公共財としての医療と医療提供体制のあり方

　コロナ禍による医療崩壊は、日本の医療提供体制がいかに脆弱であるかを明らかにした。同時に、医療は「公共財」であることも再認識させた。国民・地域住民には、いつでもどこでも経済的負担能力に関わりなく最善かつ安全な医療を受ける権利がある。さらに言えば、医療を受けることは人権でもあり、すべての人の生命に平等な価値があり、コロナ禍でみられた高齢者への医療差別は人権侵害にあたる（序章3参照）。そして、その人権・権利を保障するために、国や自治体には、医療を必要とする人が、医療を受けられなくなることがないように（コロナ禍で生じたような医療崩壊を防ぐために）、医療提供体制を整備する公的責任があるといえる。

　しかし、現在の法体系のもとでは、医療提供機関が不足し医療崩壊が生じた場合、地域住民が裁判によってこれを食い止めることは難しい。公立病院廃止の差止めなどを住民が求めた訴訟では、最高裁は、行政機関に医療提供体制の整備を義務づけることの妥当性についての判断に立ち入ることなく、行政事件訴訟法上の要件がないとして、原告の請求を棄却しているからである（最決2016年9月13日判例集未登載）。現在の医療法の体系と裁量に委ね切った形の裁判所の憲法25条の解釈では限界があり、患者の権利保障を定めた医療基本法を制定すべきとする提言もある。[15] 私見も医療基本法の制定が望ましいと考えるが、当面は、現行の医療法に、国・自治体の医療提供体制の確保についての義務と患者の医療を受ける権利を規定すべきと考える。

　何よりも、現在の診療報酬制度のもとでは、医療機関、とくに民間医

15　岡田行雄「医療崩壊を防ぐ法の在り方」内田博文・岡田行雄監修『日本の医療を切り開く医事法』（現代人文社、2022年）263-267頁参照。

療機関は、経営の存続を図るために、定員一杯の患者を受け入れ、ぎりぎりの医療従事者を配置することで、何とか採算をとることができる仕組みとなっている。つまり、高い病床利用率を維持する必要があり、このことが、新型コロナのパンデミック時に、感染患者の受入れを困難にする大きな要因となった（第6章4参照）。その意味で、病床に余剰をつくりだせるだけの診療報酬の底上げが必要である。具体的な目安としては、入院医療では、地域医療構想が想定している病床利用率（高度急性期75％、一般急性期78％）でも十分な経営が成り立ち、適正利益（売上高比で概ね5％）が確保できる水準が目指されるべきであろう。[16]

　新興感染症のパンデミックへの対応や災害時における救急医療体制の確保という観点から、地域内で、病床利用率が低くても採算を維持でき、安定的に運営できる病院を一定数確保しておくことは不可欠といえる。ただし、当面は、診療報酬の大幅引き上げは政策的に難しいと考えられるため、自治体と病院が業務委託契約を結び、診療報酬と別枠の補助金を病院に支給し運営していく形態が有効と考える。

16　二木立『2020年代初頭の医療・社会保障—コロナ禍・全世代型社会保障・高額新薬—』（勁草書房、2022年）10-11頁参照。

第 **6** 章

公衆衛生・感染症法と患者の権利

　本章では、新型コロナのパンデミックで明らかになった公衆衛生および感染症法（感染症の予防及び感染症の患者に対する医療に関する法律）の問題点を明らかにし、患者の権利保障の観点から、公衆衛生・感染症法の課題を探る。

1　公衆衛生政策の展開

(1)　保健所の沿革と役割の変遷

　前述したように、公衆衛生は、個人の健康の増進と保持のために、国・自治体の公的責任で行われる保健衛生活動・諸施策と定義づけられるが（第2章1参照）、公衆衛生についても、医療費と同様、歴代政権の公費抑制政策のもと、予算は削減され、中核を担う保健所も「行政の効率化」の名目で削減されてきた。以下、時系列的に、保健所の沿革から現在までの公衆衛生政策の展開をみていく。

　保健所は、戦前の1937年に制定された保健所法にもとづき、結核予防・栄養改善を中心に、健康相談・保健指導などの事業を行う機関として設置された。しかし、太平洋戦争の激化とともに、保健所は戦争遂行のために動員され、全国の徴兵検査成績を監督する役割等を担わされ、保健所機能も壊滅状態のまま敗戦を迎えた。

　敗戦直後には、食糧不足と低い衛生水準による健康危機が国民を襲

った。GHQ（連合国軍最高司令官総司令部）は、1945年に覚書「公衆衛生対策に関する件」、1946年に「保健及び公衆衛生行政機構の改正に関する件」、1947年に「保健所機構の拡充強化に関する件」を発出、これらを受け、1947年に保健所法が全面改正された（1948年1月施行）。同改正により、保健所は地方における公衆衛生の向上及び増進を図ることを目的とする公的機関として位置づけられ、憲法25条にもとづく社会保障の担い手として再出発することとなった。あわせて、政令により、保健所は、人口おおむね10万人を基準として設置するとされ、公衆衛生の無料の原則も定められ（無料の原則は、乳幼児健診など現在の地域保健法にも引き継がれている）、公的責任による公衆衛生の推進が図られたのである[1]。

　当初、公衆衛生の中心は、結核予防に置かれたが、1950年代後半には、衛生状況の改善と医学の進歩によって、日本の疾病構造が急速に変化、結核は死亡理由の上位から姿を消し、脳卒中、悪性新生物（がん）、心臓病などの非感染疾患（いわゆる成人病）が主要な死因となり、これらの疾病への対応が健康課題となってきた。そして、1956年ころから、これらの疾病の早期診断・発見を目的とした集団検診が地方自治体によって開始された。

　その後、1960年代の高度経済成長期には、がんも含めた「成人病」への政策的対応が強く求められることとなり、1960年には、健康相談や集団検診の各事業について運営方針や定員等を示す「保健所運営の改善について」が通知された。この時期、老人福祉法（1963年）、母子保健法（1965年）などが制定され、公害問題の社会問題化など、保健所が対象とする地域保健の課題は拡大し、それにつれて業務量も増え、保健所の人員不足が問題となった。当時の厚生省は「基幹保健所

1　波川京子「感染症対策の破綻と地域保健・公衆衛生の再生」日本医療総合研究所編『コロナ禍で見えた保険・医療・介護の今後―新自由主義をこえて―』（新日本出版社、2022年）117頁参照。

構想」（1967 年）など積極的な改革構想をまとめたものの、1973 年の石油危機により高度経済成長期が終わり低成長期に入ると、公衆衛生予算の削減が進められるようになり、これらの構想は実現しなかった。

(2) 地域保健法の制定と保健所の削減

　1970 年代には、日本は高齢化社会に突入し、地域保健の課題も高齢化への対応に大きくシフトする。1978 年には、厚生省は「国民健康づくり運動」をスタートさせ、健康対策事業の実施主体を、これまでの保健所から住民により身近な市町村とする方向が推進された。

　1982 年には、老人保健法が成立し、老人保健事業が開始された。同事業は、健康診査の対象年齢を 40 歳以上にまで拡大するとともに、健康相談、健康教育などを総合的に実施するものであった。そして、高齢者の健康づくり事業を市町村が担い、同時に、保健所が計画策定・企画調整・市町村支援を行う体制づくりが進められた。

　1994 年には、保健所法を全面改正して、地域保健法が制定された（第 2 章 5 参照）。この地域保健法のもとで、保健所の設置数は、従来のおおむね人口 10 万人に 1 か所から 2 次医療圏（平均人口 36 万人）に 1 か所との指針が示され、保健所数の激減がはじまる。公衆衛生は公的責任で担うという趣旨のもと、国が保健所に対して公費補助を行ってきたが、国の公費負担を削減する目的で、保健所の削減が行われてきたのである。

　また、保健所から市町村保健センターへ移管した業務は、民間事業者への委託が進み、同センターの対人援助業務は大きく縮小された。

(3) 公衆衛生政策の転換と変容
―感染症対策から生活習慣病予防へ

　1990 年代後半以降、公衆衛生政策は、生活習慣病の予防の方向に大

きく転換する。1996年には、公衆衛生審議会意見具申にもとづき、糖尿病など従来の「成人病」が「生活習慣病」に名称変更され、「健康の自己責任」化が進められる。2000年に「健康日本21」がはじまり、2002年には、それに根拠を与えるものとして健康増進法が制定された。保健所の業務も、感染症予防から生活習慣病の予防にシフトしていく。2000年代に入り、WHO（世界保健機関）が、健康の社会的決定要因の改善を各国政府に呼びかけた時期に、日本では、病気の原因と対策を個人に求める「健康自己責任論」の動きが強まったのである。

　2008年には、老人保健法が事実上廃止され、高齢者の医療の確保に関する法律（高齢者医療確保法）が制定された。従来の老人保健事業の根拠が、64歳までの者については、健康増進法、65歳以上の者については、介護保険法における一般介護予防事業に付け替えられた。そして、市町村が実施してきた40歳以上の住民を対象とした基本健康診査は、医療保険者が実施主体となる特定健康診査・特定保健指導に移行した（詳細については第4章5参照。がん検診などは、健康増進法にもとづいて、引き続き市町村が行っている）。

　その後も、2013年には「第2次健康日本21」、2015年のデータヘルス計画、2018年の保険者努力支援（インセンティブ）制度、2019年の健康寿命延伸プランなどの一連の政策によって、健康自己責任論にもとづく予防重視、健康関連サービス事業の育成が進められていった。つぎにみる保健所の再編・縮小は、こうした健康増進を中心とする健康自己責任論に立脚した政策と表裏一体で進められたといえる。

⑷　保健所機能の弱体化、置き去りにされた感染症対策

　生活習慣病予防にシフトする中、感染症対策はしだいにおろそかにされていった。感染症対策の最前線の機関となるのが保健所である。感染症法にもとづく「感染症の予防の総合的な推進を図るための基本

的な指針」によれば、保健所には、①効果的なサーベイランスを実施すること、②対象者を適切な医療につなげること、③効率的に疫学調査を実施すること、④感染拡大を防止・抑制すること、⑤地域流行時においても適切な保健・医療・福祉が提供できる体制を圏域内で構築することの5つの役割が期待されている。

　しかし、前述のように、1994年の地域保健法の制定以降、保健所の統廃合と削減が続き、保健所数は2020年には全国で469か所となり、1994年の847か所から激減した。1994年の地方自治法の改正により、中核市が設置され（設置要件は、人口20万人以上の市）、地域保健法において中核市に保健所の必置義務が規定されたことで（5条）、中核市の保健所は増大したが、前述のように、保健所の設置基準が2次医療圏とされたため、都道府県・指定都市・政令市を中心に保健所の統廃合と削減が進み、全体の保健所数は大きく減少した（**図表6-1**）。保健所の職員数も1990年の3万4571人から2016年の2万8159人へ大幅に減少している。なかでも、検査技師の減少が顕著で、1990年の1613人から2016年の746人と半分以下に削減されている（国立社会保障・人口問題研究所「社会保障統計年報」による）。保健師の数は増加しているのだが、自治体の保健予防などの活動に従事している場合が多く、保健所の減少にともない、保健所で活動する保健師は、全体の15％程度にとどまっている。歴代政権のもとで、公費抑制政策により、保健所の機能が弱体化させられてきたといってよい。

　また、パンデミック時の感染拡大を防止し、感染者の早期発見、早期治療につなげることで重症化を防ぐためには、感染者を特定する検査体制の拡充が不可欠である。その感染者を特定するための検査（行政検査）体制も不備なままであった。新型コロナの感染を判別するPCR検査を担う機関である地方衛生研究所は、全国に84か所設置されているが（2023年現在。うち55か所は環境研究所との合併型）、法律上の

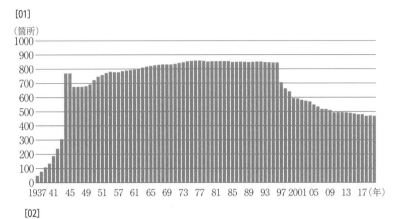

図表6-1　保健所数の推移

[01]

（箇所）

[02]

西　　暦	都道府県 (47)	指定都市 (20)	中核市 (60)	政令市 (5)	特別区 (23)	合　　計
1994	625	124	0	45	53	847
1997	525	101	26	15	39	706
2000	460	70	27	11	26	594
2006	396	73	36	7	23	535
2020	355	26	60	5	23	469
2020－1994	▲270	▲98	＋60	▲40	▲30	▲378

出所：2020年4月25日に、日本記者クラブで行われた全国保健所長会の会見「『新型コ
　　　ロナウイルス』（14）保健所の現状」の資料（1）より抜粋。

根拠規定を欠いていたうえに（後述する2022年の感染症法改正で法定
化）、予算・研究費、職員数ともに大幅な削減が続いている。以前は保
健所に検査機能が付置されていたが、保健所削減にともなって検査機
能が地方衛生研究所へ集中するようになったにもかかわらず、削減が
進められ、行政検査を行う地方衛生研究所の臨床検査技師の数は全国
で341人しかいなかった（2019年4月時点）。

　さらに、国の直営研究所であり、ワクチン開発など基礎・応用研究
や感染症情報の収集・解析などで重要な役割を担う国立感染症研究所

も、研究者数も予算額もともに減らされ続けてきた。2010年から2019年にかけて定員が328人から307人へと削減され、予算も61.7億円から19.7億円へと3分の1にまで削減された。研究所内にある15の研究部すべてに専任研究者の配置ができず、国産のワクチン開発が大幅に遅れる結果ももたらした。

　厚生労働省の「新型インフルエンザ対策総括会議報告書」（2010年6月）では、地方自治体の保健所などの「感染症対策に関わる危機管理を専門に担う組織や人員体制の大幅な強化、人材の育成」を進めること、地方衛生研究所の法的位置づけと検査体制の強化を提言していたが、政府は、検査設備や人工呼吸器のような機材の確保、それを使いこなせる検査技師、専門医の育成を怠るどころか減らしてきたのである。そうした状況で、新型コロナのパンデミックが到来、公衆衛生が機能不全に陥った。以下、時系列的にみていく。

② 新型コロナ・パンデミックと公衆衛生の機能不全

(1) 検査体制の不備と公衆衛生の機能不全

　医療費抑制政策のもと病床削減が進められ、前述のように、とくに感染症病床は極端に少ない現状のもと、新型コロナのパンデミックによる感染者の急増で、重症者ですら入院できず自宅療養となる状態に陥った。また、保健所の削減により、公衆衛生の機能不全が引き起こされ、感染患者が必要な入院治療を受けられず死亡するという医療提供の機能不全、いわゆる医療崩壊が繰り返された。

　当初、政府は、クラスター（感染者集団）を見つけ、感染拡大を防ぐ戦略をとり、発熱など症状のある患者の行政検査（症状スクリーニング検査）によって、行政機関である保健所が感染経路を調査、濃厚接触者を追跡検査し、感染者を特定・隔離する方式を採用した。具体的

には保健所等に設置された「帰国者・接触者相談センター」（以下「相談センター」という）を介してでないと、PCR検査と外来受診（これも「帰国者・接触者外来」で受診することが基本とされた）が受けられない方式としたのである。発熱等がある感染疑い者からみれば、通常の医療機関で医師の診察を受診するのではなく、保健所（正確には都道府県）の管理のもとに置かれる仕組みで、国民皆保険制度の下で、自己の選択する医療機関から保険診療を受けることができる、いわゆるフリーアクセスの仕組みを制限するものであった。そして、この方式は、病床不足、それ以前に検査可能数の限界により、結果的に、医療機関ではない保健所に、どの感染疑い者から検査に回すか、どの陽性患者から入院させるかを判断する「医療の分配[2]」の役割を担わせることとなった。

　しかし、前述のように、1994年の地域保健法の制定以降、数も人員も減らされてきた保健所は、症状のある相談者の急増で「電話がつながらない」など、すぐにパンク状態に陥った。新型コロナの感染拡大に際して、保健所とPCR検査を担当する地方衛生研究所は、日常業務に新型コロナの対応業務を上乗せさせられた形となったが[3]、保健所等の職員数は、日常業務から算出した定数のため、もともとゆとりがなく、PCR検査や疫学調査、さらには医療の分配に至るまでの膨大な業務を担えるはずもなかった。

　また、当初、厚生労働省の事務連絡にあった「37.5度以上の発熱と呼吸器症状」などの検査の目安が、保健所の業務マニュアルに踏襲

2　太田匡彦「新型コロナウイルス感染症にテストされる感染症法」笠木映里・西平等・藤谷武史・山本龍彦・米田雅宏・米村滋人編『法律時報増刊／新型コロナウイルスと法学』（日本評論社、2022年）43頁。
3　波川京子「新型コロナ感染症における保健所・公衆衛生の現状と課題」季刊自治と分権81号（2020年）53頁参照。この間の保健所職員の青天井の時間外勤務の実態については、日本自治体労働組合総連合（自治労連）編『新型コロナ最前線　自治体職員の証言2020-2023』（大月書店、2023年）第Ⅰ部参照。

されたため、この目安に該当しない人は、たとえ医師が検査必要と判断しても、保健所段階ではねられ検査が受けられない事例が続出した。2020 年 5 月に、発熱等の目安は外され、2020 年 10 月以降は、発熱患者等は、相談センター（保健所）を介さずに、PCR 検査を行うことができる PCR 検査センター（地域外来・検査センター）も設置されたが、必要な検査が迅速に受けられない状態は解消されず（コロナ禍の数度にわたる感染拡大の波の間ずっと解消されなかった）、検査数が少なく感染者の把握が追い付いていないことを示す検査陽性率 10% 超の状況が全国で続いた。実際、人口 100 万人当たりの日本の PCR 検査実施数は、世界 134 位と低位のままであった（「ワールドメーター」による。2022 年 4 月時点）。

(2) クラスター対策の破綻

新型コロナでは無症状の感染者が多く、それらの無症状感染者による空気感染が主な感染ルートであり、症状のある感染者とその濃厚接触者のみを追跡するクラスター対策では、感染制御が非常に難しいことは早くから指摘されていた。[4] 実際、検査からもれた無症状の人が感染を広げ、感染経路不明の感染者が急増した。とくに 2022 年の第 6 波・第 7 波、さらには 2023 年の第 8 波では、感染者数の急増で、保健所が行う感染経路の特定と濃厚接触者の追跡調査がほとんど不可能となり、クラスター対策は事実上破綻した。

海外では早い段階で、無症状者のスクリーニング検査の強化がとられており、日本でも、少なくとも、第 5 波の感染拡大がはじまった 2021 年 7 月の段階で、保健所中心の行政検査（発熱等の症状がある人のスクリーニング検査）から感染拡大地域に絞った無症状の人も含め

4　渋谷健司「脆弱な日本の検査・防疫体制―新たな変異株にどう対峙すべきか―」月刊保団連 1376 号（2022 年）9 頁参照。

た社会的検査体制（無症状スクリーニング検査）へ転換する必要があった。しかし、検査抑制論が根強い日本では、クラスター対策や飛沫感染防止に固執し、症状スクリーニング検査が中心のままで、検査体制の強化はなされなかった。2021年8月、東京の中心地にあったオリンピック村では、選手などへのほぼ毎日の無症状スクリーニング検査とワクチンで、感染をほぼ抑え込むことができたのに対して、東京都内の市中では、検査が追いつかず爆発的な感染拡大にいたったことからも、感染拡大の抑制に無症状スクリーニング検査が有効であることは実証されていたにもかかわらず、である。

この時期、感染拡大防止のためにとられたのは、緊急事態宣言（その後は、まん延防止等重点措置）を出して、感染していない人の社会経済活動を自粛させるという手法であった。検査体制の不備で、無症状者を含めたスクリーニング検査ができず、すべての感染者を特定できなくなったことと、感染症対応の病床数が極端に不足していたために、感染者すべてを入院せることが事実上不可能であったからである。とはいえ、緊急事態宣言・まん延防止等重点措置は、社会経済活動を縮小させ、雇用状況を悪化させ、多くの失職者を生み出し、その暮らしを破壊するという強烈な副作用をともなうものであった。

そして、2022年3月に、緊急事態宣言・まん延防止等重点措置が全国で解除されて以降、もはや緊急事態宣言も、まん延防止等重点措置も出されることはなかった。これらの措置の効果が疑問視されていることもあるが、緊急事態宣言により営業制限等をかければ、事業者への補償が必要になるからではないか。現政権下では、財務省の影響力が増しているといわれており、これ以上はコロナ対策費の支出は避けたい財務省の意向が強く働いていると推察される。コロナ対策費の縮小は、医療保険においても顕著に進められた（第3章4参照）。

⑶　全数把握の見直しと公衆衛生の後退

　2022 年 7 月以降、オミクロン株の派生株 BA.5 の置き換わりによる爆発的感染拡大、第 7 波が到来、2022 年 8 月には週当たりの新規感染者数が急増して世界最多を記録し、高齢者を中心に感染による死亡者数も世界最悪水準となった（序章 1 参照）。にもかかわらず、国（政府）は、まん延防止等重点措置すら出さず、何ら感染防止対策を打ち出すことなく、国民に感染対策を呼びかけるだけの無策に終始した。

　2022 年 8 月には、新型コロナウイルス感染症対策分科会の尾身茂会長が、国（政府）がとるべき対策を提言した。その内容は、感染者の全数把握の見直し、保健所が濃厚接触者を特定しないことを容認し（保健所業務がひっ迫し、特定したくてもできていないのが現状であったが）、症状が軽く重症化リスクが低いと考えられる有症状者に対しては、発熱外来等で抗原検査キットを配布し、自ら検査を行う仕組みの構築などであった。それらの人は発熱外来での受診を控えるようにも呼びかけられた。これらの提言は、もともと国（政府）が主張してきたことでもあり、政府方針を代弁したものともいえた。

　これを受け、厚生労働省の新型コロナウイルス感染症対策推進本部は、各都道府県等に対し「With コロナの新たな段階への移行に向けた療養の考え方の見直しについて（確認依頼）」を発出、療養の考え方を転換し、2022 年 9 月 26 日より、感染症法 12 条 1 項にもとづく医師による発生届の対象を感染者全員（全数把握）から、①65 歳以上の高齢者、②入院を要する者、③重症化リスクがあり、かつ新型コロナ罹患により新たに酸素投与が必要な者、④妊婦の 4 類型に限定し、医療提供体制の強化、重点化を進めていくこととされた。発生届の対象外となる軽症の感染者は、検査キットで自ら検査を行い、陽性の場合、各都道府県に設置される健康フォローアップセンターに連絡して自宅療養し、体調変化時に医療機関を紹介できるような仕組みとするとされた。

感染症法 12 条 1 項は、5 類感染症以外の感染症類型について、全数把握による医師の届出義務を規定している。この規定の趣旨は、感染症の発生状況を迅速に把握、分析し、その結果を公開・提供していくことが、公的施策の推進となるとともに、国民や医療関係者の予防の支援、感染症の発生をあらかじめ予防することにつながるからである[5]。全数把握の見直しは、こうした感染症法の趣旨に反するものであった。少なくとも、見直しをするのであれば、この時点で、法令の改正等の必要があったが、それはなされず、一連の通知により行われた。

　全数把握の見直しにより、前述の 4 類型以外の感染者については、医療機関から保健所への届出はなくなり、自己申告となった。オミクロン株では、肺炎となり酸素投与が必要になる重症者は比較的少なく、高齢の感染者が、もともとの持病などの疾患を悪化させて亡くなる事例が多かったが、「重症者」の定義の見直しはなされず、酸素投与が必要な者でなければ、発生届の対象とはならず、重症化リスクの判断も、従来の重症者の定義にもとづくこととされた。健康フォローアップセンターの人員体制も十分とはいえず、感染者の容体急変時に十分対応できる体制には程遠かった。4 類型以外の感染者も含め全体の感染者数は引き続き公表されたが、新型コロナ感染症の発生状況を迅速に把握、分析するという意味での感染対策、公衆衛生は大きく後退したといえる。そして、後述のように、新型コロナ感染症の 5 類移行に伴い（2023 年 5 月 8 日〜）、全数把握は廃止され、定点報告に移行した。

(4)　感染症対策の公的責任の放棄と自己責任の強要

　さらに、国（政府）は、2022 年 10 月 12 日に、発熱外来がひっ迫しないよう、高齢者や小学生以下の子どもなどに限定して受診を呼びかける方針を発表した。中学生から 64 歳の基礎疾患のない人には、コロ

5　四訂詳解 74 頁参照。

ナ抗原検査キットで自主検査を促し、陽性なら自宅療養してもらうという内容であった。しかし、重症化リスクの低い若い人でも症状が急変することがあるし、重篤なコロナ後遺症が残ることが指摘されており、軽症（高熱が続いても軽症とされる現状！）の有症状感染者に受診を控えよというのは暴論である。自主検査が可能なだけの抗原検査キットが十分供給されることもなかった。これでは、いつでも・どこでも・誰でも必要な医療を保障する国民皆保険制度が破綻したことを宣言したに等しく、感染者に対して「良質かつ適切な医療の提供を確保」するとした感染症法の趣旨にも反する措置であった。

　第8波の2023年1月はじめには救急搬送困難事案（救急隊による「医療機関の受入れ照会回数4回以上」かつ「現場滞在時間30分以上」の事案）が、週8161件と過去最多になったにもかかわらず、国（政府）はまったくの無策であった。感染拡大時に、臨時の医療施設を開設するなど感染者に対して必要な医療を提供する体制を整備することこそ、国・自治体がやるべきことであったのに、それを全く放棄し（まさに公的責任を放棄し）、感染患者に自宅療養＝自己責任を押し付ける国（政府）の無策・失策により医療崩壊が繰り返された。

　繰り返される医療崩壊を何とか乗り越えられたのは、ひとえに現場の医師や看護師などの医療従事者、保健師など自治体職員の献身的な治療・支援活動によるものにほかならない。

③　コロナ禍で明らかになった感染症法の諸問題

(1)　感染症法にもとづく入院措置の問題点と限界

　コロナ禍のもと、公衆衛生の機能不全とともに、感染症法それ自体についても、その問題点と限界が明らかとなった。第1に、感染症法上の入院措置規定の形骸化が生じた。

前述のように、感染症の患者の入院に対応する感染症指定医療機関は、特定感染症指定医療機関、第1種・第2種感染症指定医療機関となっているが（第2章2参照）、医療機関数や病床数は極端に少ない状況にあった。コロナ禍前の2019年段階で、特定感染症指定医療機関（全国6か所）、第1種感染症指定医療機関（同55か所）、第2種感染症指定医療機関（同351か所）すべてを合計しても、感染症病床は1871床しかなく、1996年の9716床（旧伝染病床）から激減していた（全日本医療労働組合連合会調べ）。また、感染症専門医の不足も顕著で、専門医数は全国で1560人にすぎず、感染症指定医療機関でさえ、専門医がいるのは3分の1にすぎなかった。

　新型コロナ感染症は、当初、無症状、軽症であっても感染者についてすべて入院勧告の対象とされたが、前述のように、感染症指定医療機関の圧倒的不足の中で、たちまち入院医療機関が大幅に不足するなど対応に限界が生じた。そのため、重症者を重点的に入院させ医療提供を行う方針転換が行われた。すなわち、国（政府）の方針で、軽症者や基礎疾患がないなど重症化リスクの低い者に対しては、都道府県が用意する宿泊療養施設での療養や自宅療養を認めることとされたのである。

　感染症法は、感染症指定医療機関の病床が不足する場合など「緊急その他やむを得ない理由があるとき」に、感染症の患者をそれ以外の医療機関に入院させることを想定している（19条1項ただし書き）。あくまでも、感染症の患者は医療機関に入院させることが想定されているのである。しかし、国（政府）のこの方針は、感染症の患者を医療機関に入院させること自体を断念するものであり、自宅療養・宿泊療養は、感染症法44条の3第1項および第2項の協力の求めに応じるものと位置づけられた。これは感染症法の法的枠組みの重大な変更であるにもかかわらず、法改正はおろか政令・省令の変更といった法令上

の措置も一切なされず、事務連絡ですまされた。

　そもそも、感染症の患者に必要な医療を提供し感染症のまん延を防止するという感染症法の趣旨からすれば[6]、また、新型コロナ感染症の場合、無症状や軽症の人でも容体が急変することからすれば、少なくとも、感染者は医師・看護師が常駐する宿泊療養施設での療養を原則とすべきで、自宅療養は、小さな子がいて家を離れられないため無症状の人が自宅を希望した場合など、例外的な場合に限定すべきである。そして、例外的に「自宅療養」とする場合でも、全国的な安全基準を定め、自治体（保健所）と医療機関との連携を強め、医療の管理のもとで定期的な健康観察と食料品の支給、ごみ処理等も含めた生活全般の支援が必要である。しかし、国・自治体はこうした支援を十分行ってきたとはいいがたい。

　感染拡大時の2022年8月には、自宅療養者は183万人（入院調整中の陽性者も含む）を超え、陽性者全体の97％を占める異常な事態となった。入院医療を基本とする感染症法の枠組みは破綻し、公衆衛生も機能不全に陥り、保健所も健康観察どころか、自宅療養者への食料配布すら手が回らなくなり、事実上の「自宅放置」となった[7]。入院できず自宅で亡くなった人も、2022年12月には過去最多の901人にのぼった（警察庁調べ）。

(2)　感染症法による病床確保と人員確保の限界

　第2に、コロナ病床や発熱外来等を担う医療機関と医療従事者が不足するなど、感染症法による病床確保と人員確保の限界が露呈した。

　感染症法16条の2は、厚生労働大臣や都道府県知事は、感染症のま

6　太田匡彦「『危険』に即した医療等の分配―続・新型コロナウイルス感染症にテストされる感染症法―」論究ジュリスト35号（2020年）45頁は、軽症者・無症状者も感染症法19条1項ただし書きなどに依拠して医療機関に入院させることが、感染症法の本来の趣旨と指摘する。

7　詳しくは、伊藤・岐路に立つ26-27頁参照。

ん延を防止するため、緊急の必要があると認めるときには、医師その他の医療関係者に必要な協力を求めることができる旨を規定している。協力の要請の内容は、本条の目的に照らして合理的なものでなければならず[8]、医療機関における病床確保、医療関係者に対する感染症治療への従事などがその内容となる。ただし、同条にもとづく協力の要請は、行政指導に該当し、従うか否かは要請を受けた当事者の任意である（行政手続法32条）。

　新型コロナのパンデミックによる病床不足に対して、国（政府）は当初、医療機関が新たに確保した病床数に応じて補助金を交付して病床確保をはかろうとしたが、十分に病床確保を図ることができなかった。そのため、2021年の感染症法の改正で、厚生労働大臣および都道府県知事は、協力の要請に加えて、医療機関等が、正当な理由なく、病床確保などに協力しなかったときは協力するように勧告することができ（16条の2第2項）、さらに正当な理由なく、勧告に応じなかったときは、そのことを公表することができる旨の規定が設けられた（同条3項）。罰則規定はないが、公表という圧力を加える形で、病床確保の実効性を高めようとしたのである。この規定は、医師その他の医療関係者については、感染症の予防に関し、国・地方公共団体が講ずる施策に協力し、その予防に寄与するよう努めることが責務として規定されていることから（5条1項）、この責務規定を実効化させる改定であったとされる[9]。2021年8月には、国と東京都が、同規定にもとづいて都内の医療機関に病床確保や人材派遣を要請したが、それでもなお、病床確保は進まなかった。

　2021年改正で盛り込まれた医療機関に対する勧告や公表も、強制規定でない点で限界があったが、そもそも、感染症病床以外の一般病床

8　四訂詳解100頁参照。
9　大林99頁参照。

でのコロナ患者の受け入れが困難であった。本来、感染症病床は病棟内の空気が外部に漏れないように、病棟全体の陰圧空調などの専門構造を持つ必要があり、そうした構造・スペースを持たずに、消毒と防護服だけの対応での病床確保であれば、医療従事者や他の患者に感染を広げる可能性がある。実際に感染が拡大し、医療機関でのクラスターが多発した。かりに病床が確保されても、感染症専門医がいないため十分な対応ができなかったり、医師や看護師不足で稼働できないなど、人員確保面での構造的な問題が大きかった。

(3) 法治主義の形骸化

　第3に、前述のように、新型コロナのパンデミックに際し、感染症法の規定と抵触もしくは緊張関係にあるような運用が、次々と発出される事務連絡や通知にもとづいて実施に移され、感染症法の規定の形骸化、さらにいえば、法治主義の形骸化を招いた。

　法改正をともなわない、行政機関の通知や事務連絡にもとづいた運用レベルでの度重なる変更は、新型コロナの変異株の出現や刻々と変化する感染状況に機動的に対応するためにやむをえない側面があったといえる。しかし、感染症法の法的枠組みに抵触するような運用の変更（典型的には、全数把握の見直し）は、法治主義を形骸化するものにほかならない。しかも、政府関係者や専門家会議からも、それを疑問視する声が出なかったことは大きな問題といえる。

4　感染症法と新型インフルエンザ等対策特別措置法の改正

(1) 感染症法の改正

　新型コロナのパンデミックにより明らかになった以上のような感染

症法の諸問題に対応すべく、2022年に感染症法の改正が行われた（以下「2022年改正」という）。2022年改正の主な内容は、①都道府県と医療機関が病床確保や発熱外来の設置について事前協定を結ぶ仕組みの創設と協力医療機関への財政支援、②自宅・宿泊療養者等への医療や支援の確保、③保健所の体制機能や地域の関係者間の連携強化、④情報基盤の整備などである。

　このうち、①では、都道府県は、施行日（2024年4月）までに、都道府県内の医療機関の感染症対策の役割分担や連携を明確にした「予防計画」を策定して協定締結に向けた協議を進める。予防計画には、病床、発熱外来、自宅療養者への医療提供、後方支援、人材派遣などの数値目標を盛り込む。診療所を含むすべての医療機関が、予防計画の達成に協力する努力義務、協定締結の協議に応じる義務を負う。公立・公的医療機関（約6500施設）、400床以上の大学病院などの特定機能病院（87施設）、200床以上で救急医療が可能な地域医療支援病院（685施設）は、協定を結んだうえで、実際の医療提供が義務づけられた。そして、感染流行時に協定に沿って対応できなかった場合には、指示や公表の対象となり、特定機能病院などの承認の取り消しがありうる。しかし、協力が義務化される医療機関が確保したコロナ病床は、2022年6月時点で全体の約7割を占め、すでに感染症対応の主力を担っており、義務化によりコロナ病床が大幅に増える見込みは乏しい。さらに、診療所を含めて全医療機関の94%を占める民間医療機関（約10万施設）は、感染症対応への協力は任意のままであり、法定化された協定の仕組みがどこまで実効性をもつかは未知数である。

　また、②では、自宅療養者等への健康観察の医療機関等への委託を法定化、宿泊施設の確保のための協定を締結すること、外来・在宅医療について、患者の自己負担分を公費が負担する仕組み（公費負担医療）を創設するなどとなっている。

162

さらに、③では、都道府県と保健所設置市・特別区その他関係者で構成する連携協議会を創設するとともに、保健所業務を支援する保健師等の専門家や専門的な調査研究、試験検査のための体制（地方衛生研究所等）の整備等を法定化する。しかし、保健所保健師の大幅な増員など抜本的な改革には至っていない。

(2) 新型インフルエンザ等対策特別措置法の改正

ついで、2023年には、新型インフルエンザ等対策特別措置法（以下「特措法」という）も改正された（以下「2023年特措法改正」という）。

特措法では、緊急事態宣言等の発出の際に、営業制限や外出制限が課されるが、欧米諸国で行われた外出禁止、都市封鎖（ロック・ダウン）と異なり、特措法にもとづく営業制限や外出制限には強制力がなく、それがもたらす事業者等への損失を補填する国・自治体の法的責任もない[10]。2021年の特措法改正で、45条命令（強制力のある規定）が新設されたが（第2章3参照）、特措法の規定では、要請や命令を受けて休業等などをして影響を受けた事業者に対して「必要な財政上の措置その他の必要な措置を効果的に講ずるものとする」（特措63条の2第1項）とされているにとどまり、国・自治体の法的責任はあいまいなままであった[11]。

その後、新型コロナの感染拡大の第7波・第8波では、感染者数と死亡者数の急増にも関わらず、緊急事態宣言どころか、まん延防止等重

---

10 井上達夫「危機管理能力なき無法国家―コロナ危機で露呈する日本の病巣―」法律時報92巻9号（2020年）64頁は、要請（お願い）や指示（お説教）という、法規制とは呼べないような緩い措置のゆえに、それに対する法的統制がかいくぐられ、政府の法的責務が棚上げにされ、恩恵的・裁量的な「政治的支援」にすり替えられたと指摘する。

11 2021年の特措法改正時の衆議院・参議院の付帯決議では、特措法63条の2にもとづく「必要な財政上の措置その他の必要な措置」について「要請に応じたこと、要請による経営への影響の度合い等を勘案し、公平性の観点や円滑な執行等が行われることに配慮し、要請に十分な理解が得られるようにするため、必要な支援となるよう努めること」とされたが、事業者への協力金支給の遅れなどをみるかぎり、十分な補償が行われてきたとはいいがたい。

点措置も出されることなく、特措法が適用される場面が激減した。そして、新型コロナ感染症の5類移行にともない、「新型コロナウイルス感染症対策の基本的対処方針」が廃止され（2023年5月7日）、特措法にもとづき設置された国と地方自治体の対策本部も解散となった。

2023年特措法改正は、今後の新興感染症のパンデミックに備え、新型インフルエンザ等対策本部長（内閣総理大臣）による都道府県知事などに対する「指示権」を強化し、対策本部が設置されたときから、指示権の発動を可能にするなどの内容である。権限強化に合わせ、新たな組織として、内閣官房に一元的に感染対策を指揮する司令塔組織である内閣感染症危機管理統括庁が設置された（2023年9月発足）。危機管理統括庁は、行動計画の策定および推進、行政各部の施策の統一性保持上必要な企画、立案、総合調整を行う。とはいえ、危機管理統括庁の専従職員は、緊急時には体制を強化するとしているものの（各省庁から職員が加わり101人体制）、平時は38人で、従来の内閣官房コロナ対策推進室と実質的に変わらず、体制強化にはほど遠い。新型コロナによる医療崩壊の検証とそれにもとづいた医療提供体制の強化がなされないまま、危機管理統括庁を設置したところで、危機対応は困難であろう。

5 新型コロナ感染症の5類移行と公衆衛生の後退

(1) 新型コロナ感染症の5類移行

前述したように、これまで新型コロナ感染症は、感染症法上の「新型インフルエンザ等感染症」に位置づけられ、結核などと同じ2類以上の強い感染防止対策が取られてきた。しかし、2023年5月8日から、感染症法上の位置づけが、季節性インフルエンザと同様の第5類感染症とされた（以下「5類移行」という）。

5 類移行により、感染対策の基本的対処方針は廃止された。感染者への入院勧告・指示、外出自粛（濃厚接触者も含む）などの行動制限の要請はなくなり、個人や事業者の判断に委ねられ、感染者に対し「発症翌日から5日間」の外出自粛が推奨されるにとどまる。

　また、感染症法上の規定（14条）に従い、感染が判明した場合には、特定の病院のみが感染者の届出を行う定点調査となった。これまで、新型コロナ感染症の新規感染者数については、国が都道府県からの報告をもとに、全数を毎日把握し公表していたが、5 類移行により、全国 5000 の医療機関からの週1回の定点報告となった。

　新型コロナの感染患者については、入院や外来診療（発熱外来）で対応できる医療機関が限られ、感染拡大のたびに医療提供体制のひっ迫が課題となってきた。国（厚生労働省）は、5 類移行で、幅広い医療機関での受入れが可能になるとしている。新型コロナウイルス感染症対策本部で決定された方針（2023 年 3 月 10 日）では、発熱外来の受入れは、4.2 万人から最大で 6.4 万人に拡大することをめざし、入院については現行の 3000 病院から全病院（約 8000）に対応を求めるとされている。

　さらに、5 類移行に伴い、従来は公費で賄われてきた外来・入院医療費について、季節性インフルエンザの場合と同様レベルの患者の自己負担が発生している。厚生労働省の試算（70 歳未満で、自己負担 3 割の場合）によれば、これまでの初診料に PCR 検査料や解熱剤代などの負担が加わり最大で 4170 円（インフルエンザの場合は最大 4450 円）の自己負担となっている。コロナ治療薬についても、国の公費支援が2023 年 9 月まで継続されたが、10 月以降は自己負担が発生している。コロナ治療薬の多くは高額で、たとえば、中等症で重症化リスクのない人に投与する「ゾコーバ」（塩野義製薬）は約 5 万 2000 円で、3 割負担の場合、外来で解熱剤とともに治療内服薬を処方されたとして 1 万

～3万円の自己負担が発生する。入院医療費の場合も高額療養費の上限額を一定程度減額する公費制度も廃止された。検査についても、都道府県等が医療機関に行政検査を委託し、患者の自己負担分を公費支援していた仕組みが廃止され、自己負担が発生している。ただし、重症化リスクが高い高齢者が多く入院・入所する医療機関や高齢者施設、障害者施設において陽性者が発生した場合の医療従事者などへの集中検査を都道府県等が実施する場合は、行政検査として取り扱われている。しかし、それも縮小する自治体が増大している（終章5参照）。

　行政（保健所）が介入する入院調整も段階的に廃止され、2023年10月から、すべて医療機関間での入院調整となっている。高齢者施設の入所者に感染者が出た場合は、協力医療機関を通して入院調整することとなり、施設側に負荷がかかっている。

(2)　5類移行の問題点

　こうした新型コロナ感染症の5類移行には、さまざまな問題がある。

　第1に、新型コロナを5類感染症とする科学的根拠が見いだせない。重症化率が低下したといっても、新型コロナ感染症の感染力は依然強く、変異があれば、今後も季節に関係なく、流行が繰り返される可能性があるというのが専門家の見解である。コロナ感染による後遺症に苦しむ人も多いが、国は実態調査すらしていない。

　第2に、5類移行後も、前述のように、新型コロナの感染力が弱まるわけではなく、医療機関では引き続き感染症対策が不可欠となる。院内感染を防ぐため、コロナ患者と他の患者とで動線を分けることが必要になるが、診療所では、診察時間や空間を分けることが難しい所が多く、発熱外来を担う医療機関が増えるとは考えにくい。国は医師の応諾義務（医師法19条）を根拠に、受け入れを促しているが、コロナ患者の診察の診療報酬が半減されるなど（第3章5参照）、体制が整

備されないままでは受け入れは難しい。また、地域包括ケア病棟など
での受け入れも推進されているが、高齢者が重症化した場合の受け入
れ先が不足するなどの事態が予想される。第8波の感染拡大時に、医
療機関のコロナ患者の診察が可能な発熱外来は、全医療機関の約36%
しか設置されておらず、必要な外来治療（どころか検査すら）にアク
セスできない人が続出したことを考えれば、発熱外来が不足した場合、
特定の医療機関に発熱患者が殺到し、かえって感染拡大を招く危険が
ある。入院調整についても、保健所（行政）の介入がなくなれば、保
健所の負荷は軽減されるかもしれないが、各医療機関同士の連携を十
分はかっていかないと、受入先入院医療機関が見つからず、前述した
ような救急搬送困難事案が続出することになりかねない（2023年7月
末には、熱中症の搬送増もあったが、週当たり4465件に急増してい
る）。発熱外来による検査・診療を拡大していく必要がある。

　第3に、患者の自己負担（通常3割）が発生しており、経済的理由
により検査や受診を控える人（とくに低所得者）が増大するおそれが
ある。実際に、症状があっても、検査費用が高額のため、検査を控え
たり、重症化してから受診する患者も増えている。少なくとも、コロ
ナが収束するまでの窓口負担の軽減措置の継続が必要である。

　第4に、感染者数の把握が困難となり、公衆衛生としての感染症対
策が大きく後退した。前述のように、新型コロナについては、5類移行
後は、毎日の感染者数の発表はなくなり、定点把握による週1回の感
染者数（推計）の発表となった。死者数の発表も、厚生労働省が、死
亡診断書などに「新型コロナ」と書かれたケースを集計する形で、約
2か月後の発表となり、リアルタイムでの実態把握が不可能となった。
5類移行直前の累計の死者数は、厚生労働省の公式発表で約7.4万人
であったが、その数も、超過死亡数（実際の死亡数から予測死亡数の
点推定値を引いた数値）が第8波の時期には突出して多くなっていた

ことからすれば、過少ではないかと考えられる（十分な検査がなされ
なかったため、コロナに感染して亡くなった高齢者が別の死因で亡く
なったとされている可能性がある）。発生状況の迅速な把握、感染拡大
の全体像がつかめなくなり、感染症対策・公衆衛生は大きく後退した
といわざるをえない。しかも、5類感染症の季節性インフルエンザの
場合は、流行のきざしがみえた場合、警戒発令が出されるのに、新型
コロナ感染症ではそれすら出されない。そのため、警戒感が薄れ、新
型コロナに対する感染対策が行政のレベルでも、個人のレベルでもお
ろそかになり、結果として、医療機関の病床がひっ迫して、はじめて
流行が自覚されるという事態になり、対策も後手に回っている。同じ
5類感染症でも、エイズや梅毒については厚生労働省令で、特例とし
て、どの病院においても保健所への届出が必要となっている。新型コ
ロナも、特例で全数把握を基本とすべきで、コロナ感染による死者数
の報告も毎日行われるべきである。

(3) 新型コロナのワクチン接種と副反応の問題

　新型コロナのワクチン接種については、公費負担による特例臨時接
種が2024年3月末まで1年間延長された。

　新型コロナのワクチンについては、日本では、主にファイザー社と
モデルナ社のワクチンが承認され使用されたが、その有効性や安全性
について十分な検証が行われていない。

　ワクチン接種による副反応の報告は、厚生労働省・厚生科学審議会
の予防接種・ワクチン分科会副反応検討部会でなされているが、これ
までワクチン接種後の死亡例は2000件以上が報告されている（2023
年4月末現在）。しかし、ワクチン接種との因果関係が認められた例は
わずかで、大半は原因因不明で、死亡とワクチン接種との因果関係が
評価できないとされている。剖検（病理解剖）の結果、担当医が死因

とワクチン接種との間に因果関係ありと報告した事例が59件あったにもかかわらず、検討部会では、すべて情報不足で因果関係が評価できないとされたとの指摘もある。[12]

　ワクチン接種による健康被害については、早急に、被害の実態調査を行い、因果関係の判定基準を含め透明性のある情報公開制度を整備することが不可欠と考える。

6　患者の権利保障からみた公衆衛生・感染症法の課題

(1)　公衆衛生の課題

　以上の考察を踏まえ、患者の権利、もしくは国民の健康権の保障という観点から、公衆衛生・感染症法の課題について考察する。

　公衆衛生については、まず、政令指定都市の全行政区に保健所を再建し、地区担当制を復活したうえで、保健所の増設と機能の拡充、保健師の増員を図り、健康の公的責任にもとづいた公衆衛生体制を確立すべきである。

　保健師の人員配置の基準は、総務省の定員の考え方にもとづいて決められており、新興感染症の拡大など不測の事態に備えたゆとりある人員配置は難しいのが現状である。新型コロナの感染拡大時期に、保健所業務がひっ迫した時、保健師等の保健所職員の増員ではなく、他部署からの職員の応援という手法がとられた。これを実績と評価したのか、保健所設置の都道府県や政令市などでは、感染拡大に備えて、庁内の他部署から臨時的に職員を派遣・動員する準備を進め、応援に入る職員を事前に決め、濃厚接触者等の調査手法についての研修を進め

12　小島勢二「新型コロナウイルスワクチンにおける情報公開」月刊保団連1356号（2021年）37頁参照。また、副反応と死亡との因果関係が認められない背景を分析し、ワクチン政策の問題点を指摘したものとして、山岡淳一郎『ルポ副反応疑い死―ワクチン政策と薬害を問いなおす―』（ちくま新書、2022年）参照。

ているという。しかし、応援職員頼みでは、根本的な解決にはならない。総務省の定員の考え方を見直し、各自治体で保健所医師・保健師の増員を行うとともに、国・自治体による人員確保のために必要な財政措置が早急に求められる。

また、検査を担う地方衛生研究所や国立感染症研究所の人員・予算、研究費の拡充、調査・研究の強化を図る必要がある。同時に、公衆衛生を担う医師・保健師等の養成や専門教育の拡充を推進していくべきである。

(2) 感染症法の課題

感染症法に関しては、感染拡大の局面に応じた法改正が必要である。

前述のように、感染症法の規定と抵触もしくは緊張関係にあるような対策運用が、次々と発出される事務連絡や通知にもとづいて実施に移され、法治主義の形骸化を招いている。

政策的には、感染症の拡大を抑える、もしくは封じ込める局面から、感染の拡大により医療資源が限界を迎える局面に移行した時点で、感染者のうちから医療を必要とする者を適切に選んで医療を提供し、重症者・死者を極力出さないことが目標となる。そして、オミクロン株のように致死率や重症化率は低いが、感染力の強いウイルスの感染拡大が生じた場合、封じ込めることは不可能でも、感染拡大を抑える施策を並行的に進める必要がある。致死率や重症化率が低いといっても、感染者数が増大すれば、重傷者・死者も増大するのが必然だからである。こうした感染拡大の局面に応じた措置がなされていることが明確に示されるような、法改正が必要と考える。[14]

感染症法は、感染拡大を防ぐため人身の自由や移動の自由を制約す

13　波川・前掲注1) 130頁参照。
14　同様の指摘に、太田・前掲注2) 46頁参照。

るための条件を定める公衆衛生の法としての性格を有していると同時に、患者の生存権保障のために医療提供を行う医療保障の法でもある。感染症法は、前述のように、強制入院の仕組みをとっているが、旧伝染病予防法にあった「隔離」の文言を「入院」に改めた感染症法の趣旨は「医療の提供による感染症予防」を目指すものとの解釈がある。[15] 医療保障の法という側面からすれば、感染症法が強制入院を認めている根拠は、入院治療を必要とする感染症の患者へ適切な医療を提供することにより、患者の生存権（とりわけ生命権）を保障することにあると解される。新型コロナ感染症のパンデミックでは、入院病床や医療従事者の不足という医療提供体制の不備のために、医療が必要な感染症の患者に対して、入院治療どころか、医療提供そのものがなされなかった（患者の医療を受ける権利が保障されなかった）。これは感染症法に反する違法状態であったといえる。その意味で、少なくとも、パンデミック時であっても、医療を必要とする患者に対して、適切な医療が提供できるだけの医療提供体制（医療資源）の確保と拡充が不可欠であるといえよう。

15　米村滋人「感染症と医療・法・社会―われわれは感染症危機といかに向き合うべきか―」法律時報95巻8号（2023年）9頁参照。

終　章

介護保険法・介護制度改革と
要介護者の権利

　最終章の本章では、医療保険・高齢者医療と関連の深い介護保険について、制度導入の目的とその本質とこれまでの介護制度改革について考察し、要介護者（本書では、主に介護保険法上の介護給付・予防給付の対象となる要介護者・要支援者をさすが、広義の介護を必要とする人も総称して用いることもある）の権利保障の観点から、安心できる介護制度の確立に向けての課題を探る。

1　介護保険導入の目的と制度の本質

(1)　介護保険による医療の下請化、医療の安上がり代替

　介護を社会全体で支える「介護の社会化」の実現と称して、2000年からスタートした介護保険であったが、制度導入の最大の目的は、医療費（とくに高齢者医療費）の抑制と介護保険による医療の下請化、医療の安上がり代替にあったといえる。

　介護保険法1条にもあるように、介護保険の給付対象者は、介護のみならず「その他の医療を必要とする者」であり、「保健医療サービス及び福祉サービス」にかかる給付を行うとされている。老人保健施設や介護療養型医療施設（現在は介護医療院）が介護保険施設とされ、訪問看護も介護保険サービスの対象とされた。つまり、介護保険は、従来は医療保険の給付で行っていた保健医療サービスの一部を介護保険

サービスとして、介護保険の給付で行うことにより、増え続ける医療費、とくに高齢者医療費を抑制するために構想された制度であった。

　実際、介護保険制度が始まった2000年には、高齢者医療費が減少した。高齢者医療費の一部が介護費として介護保険の給付に移ったのだから当然ではある。しかし、その後、高齢化の進展などにより、再び高齢者医療費が増加に転じたので、2008年から介護保険の財政構造をモデルとした後期高齢者医療制度が導入されたのである。[1]

　同時に、介護保険導入には、介護労働による医療の下請化、医療の安上がり代替という狙いもあった。介護保険制度は、本来は「看護」と同じケア労働に属する「介護」を「看護」から意識的に分離することで、医療における看護師とは異なって、専門性や労働条件の面でより低い水準の「介護労働者」概念を作り出し、それを前提とした制度設計となっている。[2]介護労働者の給与の原資となる介護報酬は、診療報酬より低位に据え置かれ、介護職は安上がりな労働力として位置づけられた。それにより、介護職による医療の（安上がりな）下請け労働が可能になったともいえる。同じ医療行為を、医師や看護師など医療・看護職が行うのと、介護福祉士など介護職が行うのとでは、診療報酬と介護報酬の差をみれば、後者の方が安上がりなのは一目瞭然だからである。また、医師が必要と判断した治療には原則すべて保険がきく医療保険の給付と異なり、介護保険の給付には、保険がきく上限（支給限度額）が存在するため、給付費を抑制することができる。

　こうした目的に沿って、2011年に、社会福祉士及び介護福祉士法が改正され、介護福祉士も、たんの吸引などの一部の医療行為を業務として行うことが可能となった。しかも、業務として行える医療行為は

1　この間の経緯については、伊藤・後期高齢者医療制度第2章参照。

2　脇田滋「介護労働者保護と国の規制権限不行使」賃金と社会保障1822号（2023年）15頁は、これにより、日本の介護労働者が、ILO（国際労働機関）の「看護職員条約」（第149号）の保護の対象から除外されたと指摘する。

「たんの吸引、経管栄養等」となっており、省令で定めるため、法改正なしに、医療行為の範囲が際限なく拡大されていくおそれがある。

　こうした介護保険による医療の安上がり代替は、医療費抑制政策の一環として進められたが、医師や看護師が不在でも、介護職に一定の医療行為を認めることで、介護現場では医療従事者が手薄となり、医療から切り離されていくこととなった。同時に、それは、高齢者施設等での要介護者の医療を受ける権利が制約されること、さらには、後述のように、新型コロナに感染しても入院できず施設内に留め置かれた場合には、適切な医療を受ける権利が保障されなくなることを意味した。

⑵　公的責任の縮小と介護の市場化

　介護保険のもうひとつの目的は、従来の自治体責任によるサービス提供の仕組みを個人給付・直接契約方式に転換し、公的責任を縮小し、公費を抑制することにあった。

　「措置から契約へ」の理念のもと、1990年代後半から、社会福祉分野では、社会福祉基礎構造改革と称して、自治体の責任でサービスを提供（現物給付）する措置制度の解体が進められた。介護保険法は、その先駆けと位置づけられ、措置制度のもとでの高齢者福祉における自治体による直接的なサービス給付（現物給付）から、要介護認定により給付資格を認められた要介護者へのサービス費用の助成給付（現金給付）へ（個人給付方式）、さらに、要介護者（利用者）が事業者と契約を締結してサービスを利用する仕組みに転換された（直接契約方式）。これにより、認定を受けた要介護者への給付金を事業者・施設が代理受領することで、従来の補助金のような使途制限がなくなり、在宅事業への株式会社などの参入を促し、供給量の拡大を図ることも意図された制度であった（介護の市場化、もしくは介護の商品化）。要介護

者（世帯）の所得（購買力）の格差が、そのまま介護サービスの格差に跳ね返る仕組みといってもよい。

　確かに、2000年の介護保険導入以降、在宅事業には多くの株式会社が参入し、供給量の増大がはかられた。しかし、介護職員の人件費に配分されるべき介護報酬が、株式会社であれば、まずは株主の配当などに優先的に配分されるため、企業参入に依存した供給拡大を図る介護保険のもとでは、介護報酬の低位据え置きと相まって、介護労働者の労働条件は急速に悪化し、後述のように、深刻な人材難にみまわれることとなった。国（厚生労働省）は、2025年には、認知症の高齢者が全国で700万人に達すると推計し、同年までに介護職員を約32万人増やす必要があるとしているが、確保の見通しは全く立っていない。一方で、企業参入が禁止されている特別養護老人ホームについては、整備費用の公費補助が抑制され、不足が顕著となり、入所待機者は全国で27万人を超え（厚生労働省調べ。2022年4月）、とくに低所得の高齢者の行き場が失われている。

　給付抑制政策の結果、深刻な担い手不足、施設不足にみまわれている介護保険制度が、前述の地域包括ケアシステムの中心、つまりは医療提供体制の改革による病床削減、その帰結としての退院患者（とくに高齢者）の受け皿になりえないことは明らかであろう（第5章3参照）。そして、介護保険以外の受け皿として想定されているのが、ボランティアや地域の絆という実態のあいまいな互助であるが、互助が機能しない場合には（多くは機能しないと考えられる）、家族による介護・支援（無償ケア）に依存せざるをえなくなる状況となる。実際、とくに低所得の人を中心に、介護の担い手が家族にならざるをえない逆流現象（再家族化）が生じている。

⑴ 介護保険の給付構造と給付受給権の特徴

　介護保険法には現物給付を原則とする旨の規定がないうえに、各保険給付の内容が「居宅介護サービス費を支給する」（介保41条1項）というように、費用支給の形態をとっている。つまり、介護保険の給付は、医療保険の「療養の給付」（健保63条1項、国保36条1項）のように、現物給付ではなく、サービス費用の償還給付（現金給付）なのである。ただし、実際は、給付資格を認められた要介護者が介護事業者から介護保険サービスの提供を受けた場合に、代理受領の方式をとるため、要介護者にとっては、医療保険のような現物給付と同様となる。この場合も、介護保険法上は、保険者である市町村が、サービス費用（9割）を要介護者に支給し、本人が自己負担分（1割）と併せて、介護事業者に費用を支払うという形態が基本とされ、あくまでも代理受領方式は便宜的な方法とされている。

　介護保険の給付が現金給付であることから、介護保険の給付受給権の本質は、サービス費用の償還給付の受給権といえる。しかも、要介護者にとって必要なすべてのサービスではなく、要介護ごとに設定された支給限度額の範囲に限定されたサービス費用（の9割）の受給権にすぎない。そのため、要介護認定で給付資格（給付受給権）を認められたとしても、たとえば、利用者負担が困難で、介護保険サービスが利用できない場合は、給付受給権は現実化しないことになる（受給権を放棄したとみなされる）[3]。

　また、医療保険の場合は、被保険者が保険医療機関に被保険者証を提示し、医療機関の医師が、治療の必要性等を判断する方式をとり

3　介護保険の給付受給権の特徴と問題点について詳しくは、伊藤・介護保険法49-54頁参照。

（要介護認定のような行政処分は介在していない）、医師が行った治療等の医療行為は、療養の給付として現物給付され、保険給付部分と自由診療部分を組み合わせる「混合診療」は原則として禁止されている（第1章3参照）。しかし、介護保険の場合は、保険給付の支給限度額を超えた部分のサービス利用は全額自己負担（自費）となり、介護保険サービスと自費によるサービスとの併用、混合介護が認められている。保険給付で不足するサービスについては、自費で購入することが想定されており、要介護者（世帯）の所得格差が、そのまま介護格差に跳ね返る仕組みといってよい（ただし、実際に支給限度額を超えるサービスを利用しているのは、利用者全体の 1.5% にとどまる）。

(2) 受給権の保護と給付制限

　介護保険給付の受給権については、他の社会保障給付の受給権と同様に、譲渡や担保、差押えが禁止され（介保 25 条）、保険給付として支給を受けた金品を標準として、租税その他の公課が禁止されるなど（介保 26 条）、受給権の保護規定がおかれている。

　一方、被保険者が介護保険料を滞納している場合には、給付制限がなされ、受給権が制約される。具体的には、第 1 号被保険者に対して、①1 年間滞納の場合は、保険給付の償還払化（支払方法の変更。介保 66 条）。②1 年 6 か月滞納の場合は、保険給付の支払の一時差止、一時差止をしている保険給付額からの滞納保険料額の控除（介保 67 条）、③2 年間滞納の場合は、保険給付の減額（9 割から 7 割）、高額介護サービス費等の不支給（保険料を徴収する権利が消滅した場合の保険給付の特例。同 69 条）の措置がとられる。

　ただし、被保険者が原爆一般疾病医療やそのほか厚生労働省令で定める公費負担医療を受けることができる場合には、①の償還払化は行われない（介保 66 条 1 項。②の一時差止については規定がないが、同

178

様に行われないと解される)。また、後述する生活保護の境界層該当者には、③の給付減額等は行われない(公費負担医療の受給者には行われる)。さらに、保険料滞納について「特別な事情」がある場合には償還払化などの給付制限は行われないが、この事情は、災害など突発的事情により一時的に収入が減少した場合に限定され、恒常的な生活困窮の場合は含まれない(介護保険法施行令30条、31条)。

第2号被保険者については、医療保険料を滞納している場合には(介護保険料は医療保険料と一体で徴収される)、第1号被保険者と同様の給付制限が行われる(介保68条)。また国民健康保険の加入者に対しては、1年間納付がない場合の国民健康保険の被保険者証の返還が義務的措置とされるなど、制裁措置が強化されている。

とはいえ、介護ニーズが高い低所得者ほど、保険料が負担できず、給付制限を受ける可能性が高いことからすれば、保険料滞納者に対する給付制限は、滞納が悪質であるような場合に限って必要最小限にとどめられるべきである。介護保険法の規定する保険料滞納者への給付制限とそれと連動する形で強化された国民健康保険料の滞納者への給付制限は、保険料を徴収する権利が時効消滅した場合も給付制限の対象としていること、給付制限が解除される特別の理由に恒常的生活困窮が含まれていないことなど、必要最小限の範囲を超え、保険料滞納者への制裁措置と化している。とくに、介護保険料の滞納は2年を超えた部分は時効により消滅するため、保険料の後納ができず、滞納期間に応じて設定された一定期間は、サービス利用の3割(現役並所得者で利用者負担が3割の人については4割)負担化と高額介護サービス費の支給停止が続き(給付制限が解除されるのは、災害などで突発的に収入が激減した場合などに限定される)、事実上、サービス利用を断念せざるをえない事態が生じている。

(3) 生活保護法による介護保障

　介護保険法施行にともなう生活保護法に介護扶助が設けられている（生保11条1項5号）。介護扶助は医療扶助と同じく介護券を発行する現物給付方式で行われ、居宅介護および施設介護は、指定介護機関に委託して行われる（同34条の2）。これにより、国民健康保険の被保険者および介護保険の第2号被保険者とされていない40歳から64歳の生活保護の受給者に対しても、介護保険と同一のサービスが介護扶助として現物給付され、65歳以上の要介護者となる生活保護受給者の場合には、利用者負担なしで介護扶助が現物給付される。

　介護扶助がカバーするのは、介護保険の給付の範囲であり、居宅サービスの場合は、支給限度額の範囲内になる。最低生活を維持するために必要な介護ニーズが支給限度額を超える被保護者の場合には、厚生労働大臣が設定する介護扶助の特別基準により、支給限度額を超えたサービスの提供を介護扶助として行う余地がある。

　さらに、生活保護の介護扶助に加えて障害者加算の一種である他人介護費で、支給限度額を超えたサービス提供も可能である。もっとも、実務上、他人介護費の特別基準には、あらかじめ厚生労働大臣が上限を設定している。この他人介護費特別基準が、重度障害者である原告に必要な介護を保障するものではないと争った事例について、他人介護費特別基準の設定について、厚生大臣（当時）の裁量を認めたうえで、施設保護が可能であることなどを理由に、特別基準の水準や上限額の設定を違法とまではいえないとした裁判例がある（名古屋高金沢支判2000年9月11日判タ1056号175頁）。

(4) 老人福祉法による介護保障

　一方、老人福祉法は「福祉の措置」として、居宅における介護および老人ホームへの入所を市町村の責任で行うことを規定している。介

護保険法施行により、これらの措置に該当するサービスは保険給付の対象となったが、65 歳以上で身体上または精神上の障害があるために日常生活や在宅生活が困難な高齢者が、やむを得ない事由により、介護保険サービスを利用することが「著しく困難であると認めるとき」は、市町村は、職権でこれらの措置を実施することとなる（老福 10 条の 4、11 条）。福祉の措置が行われた場合は、市町村は介護事業者に措置費を支払い、措置対象者（または扶養義務者）から、その負担能力に応じて費用徴収することとされており、応能負担の原則が貫かれている（同 28 条）。

　行政実務では、前記の「やむを得ない事由」は、①高齢者本人が家族等の虐待・無視をうけている場合、②認知症等の理由で判断能力が低下しており、かつ本人を代理する家族等がいない場合（①②の要件につき、大阪地判 2019 年 7 月 26 日判例自治 466 号 87 頁参照）、③家族が年金を本人に渡さないため、本人が介護保険の利用者負担を負担できない場合、④本人が指定医の受診を拒んでいるため要介護認定ができない場合、など限定的に解されている。そして、これらの場合も、特別養護老人ホームへの入所等で家族等の虐待・無視の状況から離脱し、または成年後見人制度等にもとづき、本人を代理する補助人等を活用することができる状態となり、利用の契約等が可能となった時点で措置が解消され、通常の契約による介護保険サービスの利用に移行するとされている。

　しかし、老人福祉法の「やむを得ない事由」を行政解釈のように限定して解する必然性はなく、本人の生活困窮のため利用者負担ができずサービスを利用することが困難な場合も「やむを得ない事由」で介護保険サービスを利用することが著しく困難な場合に当たり、措置による給付が可能ではないかと考えられる。とくに、特別養護老人ホームへの入所の場合には、市町村が「措置を採らなければならない」と

規定されており（老福11条1項）、当該要件に該当する場合には、措置義務が市町村に生じると解される。しかも、居宅介護の措置は、介護保険法上の保険給付等を受ける者に限定されているが（老人福祉法施行令5条）、入所措置には、そのような制限が設けられていないので、介護保険の給付対象でない高齢者も措置の対象となりうる[4]。また、介護保険の支給限度額（給付上限）を超える給付が必要な場合にも、介護サービスの提供という現物給付の形で「福祉の措置」による給付の余地がある。

　そして、最終的には、十分な介護保障がなされず「健康で文化的な最低限度の生活」が侵害される急迫性がある場合には、市町村の側に、老人福祉法にもとづき、特別養護老人ホーム入所などの措置義務が生じると考えられる。また、成年後見制度等の利用が必要な場合には、それを徹底させるとともに、サービスの中断なしに、同制度につなげていくためにも（後見人等の選任には一定の時間を要する）、福祉の措置が積極的に活用される必要がある。福祉の措置の拡充は、判断能力が不十分な要介護者や虐待を受けている要介護者の権利擁護の仕組みとしても大きな意義をもつ。

　しかし、現実には、老人福祉法による措置の事例はわずかで、2000年度から措置の予算的裏付けをしていない市町村も多い。何より、介護保険法施行以後、高齢者担当の自治体ソーシャルワーカーが激減、高齢者福祉行政における責任主体としての市町村の能力が低下しており、措置入所に大半の市町村が消極的な現状がある（「措置控え」と呼ばれる）。老人福祉法による介護保障は、現状ではきわめて不十分といわざるをえない。

4　加藤ほか312頁（前田雅子執筆）参照。

③ 介護保険の財政構造と介護保険料の諸問題

(1) 介護保険の財政構造

　介護保険に関する収支につき市町村は特別会計を設ける（介保3条2項）。介護保険の費用は、利用者負担部分を除いた給付費（保険給付に必要な費用）と事務費におおむね区分される。給付費については、その50%を公費で賄い、残りを保険料で賄う。50%の公費負担の内訳は、国（国庫負担金）が25%（定率20%と調整交付金5%）、都道府県12.5%、市町村12.5%となっており、介護保険施設および特定施設入居者生活介護にかかる給付費については、国庫負担金は15%で、都道府県の負担が17.5%となっている（介保121条・123条。**図表終-1**）。介護予防・日常生活支援事業については、国庫負担および市町

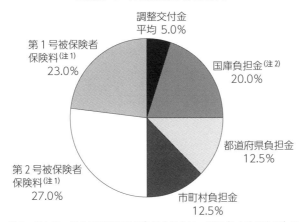

図表終-1　介護保険財政の仕組み

注1：第1号・第2号被保険者の負担金割合は、2021年4月以降のもの。
注2：居宅サービス等の給付費。介護保険3施設等の給付費は、国庫負担金（国）15%、都道府県17.5%。
出所：厚生労働省資料より作成。

村・都道府県の費用負担に関する規定が別に設けられている（同122条の2以下）。

調整交付金は、75歳以上高齢者人口の割合や被保険者の所得格差などに起因する市町村間の財政力格差を調整するものである。また、給付費の増加や第1号被保険者の保険料収納率の低下による介護保険財政の悪化に備えて、都道府県ごとに財政安定化基金が設置され、資金の貸付・交付を行っている。交付の場合は災害などの場合に限られ、ほとんどが貸付となっており、その場合は、市町村は次期介護保険料に貸入分を上乗せして返還する。財政安定化基金の財源は、国、都道府県、市町村がそれぞれ3分の1ずつの拠出による。

(2) 介護保険料の設定

介護給付費の半分は介護保険料で賄い、第1号被保険者と第2号被保険者の保険料負担割合は、それぞれの総人口で按分して算定し、3年ごとに政令で定める（介保125条2項）。第8期（2021〜2023年度）の負担割合は、第1号被保険者が23％、第2号被保険者が27％となっている。この人口按分方式は、高齢化が進行する度合いに応じて、第1号被保険者の負担割合が自動的に引き上げられる方式であり、年金しか収入のない人が大半を占める第1号被保険者の負担が明らかに重くなる方式である。

第1号被保険者の介護保険料について、月額1万5000円以上の公的年金受給者の保険料は、年金保険者が支給時に天引きし、市町村に納付する（特別徴収）。所得がなくても、無年金でも保険料は賦課され、この場合は市町村が個別に徴収する（普通徴収）。普通徴収においては、世帯主および配偶者が連帯納付義務を負う（介保132条）。

第1号被保険者の介護保険料（第1号保険料）は、市町村の介護保険事業計画に定めるサービスの見込量にもとづく給付費の予想額等に

照らして、おおむね3年を通じ財政の均衡を保つことができるよう算定され、政令の定める基準に従って条例で定め、3年ごとに改定されている。第1号保険料の全国平均は、第1期（2000～2002年度）は月額2911円であったが、3年ごとの見直しのたびに一貫して上昇し続けており、2021年度からの第8期（2021～2023年度）では同6014円と、初めて6000円を超えた。20年余りで2倍以上に跳ね上がっている。

第1号保険料は、所得段階別とはいえ、定額保険料を基本としているため、逆進性が強い。2014年の法改正で、公費（消費税増税分）で低所得者の保険料負担の軽減を行う仕組みが設けられ（最大で7割軽減）、保険料の所得段階も6段階から9段階により細分化された。低所得者にさらなる軽減を行うことで、応能負担の趣旨を一層強化しているとの評価があるものの[5]、低所得者に過酷な保険料負担であることに変わりはない。

第1号保険料の設定にあたって、本来適用すべき所得段階の保険料を負担すると、生活保護が必要となり、より低い所得段階であれば、生活保護を必要としなくなる場合には、当該段階より低い所得段階の保険料が適用される。こうした措置を境界層措置といい、このような措置を受ける者を境界層該当者という。具体的には、被保険者が各福祉事務所に、生活保護の申請を行った際に、福祉事務所において、境界層の該当・非該当の判断を行い、そこで交付される「境界層該当証明書」により、保険者である市町村が、境界層該当の判定を行い、境界層措置を行う。しかし、介護保険の被保険者がそのような状態にあっても、生活保護を申請しない場合には、そもそも境界層該当の判定が行われず、最低生活費に食い込む介護保険料が賦課される状態が放置されることになる。

一方、第2号被保険者の介護保険料は、それぞれの医療保険の保険

5　加藤ほか309頁（前田雅子執筆）参照。

者が医療保険の保険料とあわせて徴収する。社会保険診療報酬支払基金が、医療保険者から介護給付費納付金と地域支援事業支援納付金を徴収し（介保150条以下）、市町村に対して介護給付費交付金として交付するという仕組みである（介保125条。地域支援事業支援交付金については介保126条）。算定方法は、厚生労働大臣が、毎年度ごとに各医療保険者が納付する介護給付費納付金の算定に必要な率・額などを定め告示する。それをもとに、医療保険者がそれぞれの算定方法で介護保険料率・額を定める。

　第2号被保険者は、特定疾病が原因で介護が必要な状態になったことが給付要件とされ、この要件に該当し、介護保険の給付を受けている第2号被保険者は約15万人、被保険者全体（約4200万人）のわずか0.36％にすぎず、大半の被保険者にとって、保険料は対価性のない租税と同じである。

(3)　介護保険料の減免と低所得者に過酷な保険料負担

　第1号被保険者の介護保険料について、保険者である市町村は、条例で定めるところにより、「特別の理由がある者」について保険料の減免または徴収の猶予を行うことができる（条例減免。介保142条）。この減免等の要件となる「特別の理由」は、災害など突発的な事情により著しい損害が生じた場合に限定され、恒常的な生活困窮は含まないと解されている。

　現在、介護保険料の引上げが続き、第1号被保険者のうち、年金天引きとならない普通徴収者の保険料滞納が増加している。普通徴収の高齢者は、年金額が月額1万5000円未満の高齢者や無年金の高齢者、年金を受給していない受給資格者、年度途中で65歳になった人や転入者などが対象であり、これらの保険料滞納者が、厳しい給付制限で、必要なサービスを利用できていない現状がある。

現在の貧困高齢者の大幅な増大は、介護保険制度の従来の想定、すなわち生活保護受給者以外は介護保険料、介護サービスの利用料の支払いが可能という想定を大きくくつがえすものとなっている。利用料の支払困難が生み出す介護サービスの利用抑制とあわせて、「保険原理」を徹底した介護保険の制度設計に無理があり、介護保障を、高齢者の保険料拠出を前提する社会保険方式で行うことの限界が露呈しているといえる。

　なお、新型コロナ感染拡大の影響による収入の減少といった事情は、災害などと同様、突発的な事情として、条例減免の要件である「特別の理由」に該当するとされ、条例により、第1号被保険者の減免等を実施した保険者に対して、2021年度補正予算で、減免総額の全額を介護保険災害等臨時特例補助金および特別調整交付金により財政支援する措置がとられた。その後、新型コロナの5類移行にともない、介護保険料の減免分の予算措置も廃止された。

⑷　介護保険料をめぐる法的問題

　以上のように低所得者に過酷な負担となっている介護保険料をめぐっては、訴訟が提起され裁判でも争われてきた。

　すなわち、年金以外に収入がなく、生活保護基準以下で住民税非課税の被保険者に対して介護保険料を免除する規定を設けていないことは、憲法14条および25条に違反しないかが争われた旭川市介護保険条例事件で、最高裁は「介護保険制度が国民の共同連帯の理念に基づき設けられたものであること（介護保険法1条）にかんがみると、本件条例が、介護保険の第1号被保険者のうち、生活保護法6条2項に規定する要保護者で……市町村民税が非課税とされる者について、一律に保険料を賦課しないものとする旨の規定又は保険料を全額免除する旨の規定を設けていないとしても、それが著しく合理性を欠くとい

うことはできないし、また、経済的弱者について合理的な理由のない差別をしたものということはできない」と判示している（2006年3月28日判時1930号80頁）。同判決は、憲法の生存権理念ではなく、介護保険法の「共同連帯の理念」（行政解釈のいう「助け合い」の理念）を根拠に、生存権侵害が疑われる立法（条例）の合理性を認めているのみならず、その合理性の認定の理由についてはほとんど何も説明しておらず、社会保険のあり方についても踏み込んだ検討をしていない。しかし、確実に「健康で文化的な最低限度の生活」水準を下回るといえる高齢者への保険料賦課は適用違憲となる余地があると考える[6]。

　また、公租公課が禁止されている遺族・障害年金（国民年金法25条など）からも特別徴収（年金天引き）が行われていることも違法の可能性が高い。

　さらに、前述の旭川市介護保険条例事件において、最高裁は、国民健康保険料には租税法律主義（憲法84条）が直接に適用されることはなく趣旨適用されるとした同大法廷判決（2006年3月1日民集60巻2号587頁）を援用し（第1章4参照）、政令の定める基準に従って、条例で定められる第1号被保険者の介護保険料の設定については、租税法律主義の趣旨適用説にたち、憲法84条に反しないとした。しかし、第1号被保険者の介護保険料はともかく[7]、第2号被保険者の介護保険料率の設定は、その算定過程が行政内部の作業に委ねられており、租税法律主義が趣旨適用されるとしても、同主義の趣旨に反すると考えられる。

6　同判決の問題点および適用違憲の可能性については、伊藤・介護保険法261-270頁参照。

7　第1号被保険者の保険料についても、条例での考慮事項を定める詳細な規定が政令に包括的に委任されている点で、租税法律主義に違反する余地がある。伊藤・介護保険法258-259頁参照。碓井95-96頁も、租税法律主義の趣旨に反すると解する。

4 介護制度改革の展開

(1) 介護制度改革の特徴

　介護保険を中心とした介護制度改革については、医療費抑制政策よりも厳しい給付抑制政策がとられてきた。介護分野では、医療分野の日本医師会のような強力な圧力団体がなく、当事者団体も脆弱なことから、制度見直しのたびに、徹底した介護給付費抑制と利用者負担増が進められ、介護現場の疲弊が進んでいる。

　介護保険は、予防重視を標榜し、新予防給付を導入するなどの大幅改正となった2005年の法改正からはじまって、3年ごとの介護報酬改定に合わせる形で、制度改革が繰り返されてきた。とくに、近年では、介護保険法単独ではなく、医療法などとともに一括改正の形で国会に法案が提出され、重要な改正が断行されている点に特徴がある。

　具体的には、2014年に、医療法など19法律を一括して改正する医療介護総合確保法が成立（第5章3参照）、介護保険法も改正され、要支援者の訪問介護・通所介護を保険給付から外し市町村事業に移行、特別養護老人ホームの入所者を要介護3以上に限定、一定所得者について利用者負担を2割負担とするなどの改革が行われた。2017年5月には、介護保険法など11の法律を一括で改正する「地域包括ケアシステムの強化のための介護保険法等の一部を改正する法律」が成立し、現役並み所得者について利用者負担を3割とするなどの改革が行われた。

　一括法案による法改正は、わずかな審議時間で法案が成立し、しかも、主要な内容は政省令に委ねられる形で重要な改正が行われており、国会審議の形骸化を招いている。

⑵ 介護報酬の低位据え置きと介護事業者の倒産等の増大

　3年ごとに改定される介護報酬も、消費税増税にともなう 2014 年、2019 年の臨時改定を除く、2018 年度までの本改定のうち、名実ともに引上げとなったのは、2009 年度の改定（プラス 3.0％）のみで、あとはマイナス改定、もしくは実質マイナス改定となっている。たとえば、2012 年度の改定は 1.2％ のプラス改定だが、公費で行っていた処遇改善交付金を介護報酬に加算として編入したため、実質 0.8％ のマイナス、2018 年度の改定もプラス 0.54％ だが、通所介護の減額を含めると実質 0.5％ のマイナス改定となっている（**図表終 - 2**）。

　2012 年度の改定からは、加算による政策誘導の流れが強められ、加算の算定が困難な小規模事業所の差別化を加速させ、介護事業所間での格差が拡大した。介護保険がはじまってから基本報酬は平均で 20％ 以上も下がっている。また、利用者からみても、要介護認定により設定される要介護度ごとの区分支給限度額（利用できるサービスの上限額）については、介護保険制度開始以来、引上げがなされていない。

　こうした給付抑制＝介護報酬の引下げに、新型コロナの感染拡大の影響が加わり、老人福祉・介護事業の倒産件数は、2022 年には 143 件

図表終 - 2　介護報酬の改定率の推移

改定年	改定率	
2003 年度	▲2.3％	
2006 年度	▲2.4％	施設入居者への居住費（ホテルコストの導入）
2009 年度	＋3.0％	
2012 年度	＋1.2％	実質▲0.8％（処遇改善交付金を介護報酬に編入）
2014 年度※	＋0.63％	※消費税増税に対応
2015 年度	▲2.27％	処遇改善等で＋2.21％、基本報酬で▲4.48％
2018 年度	＋0.54％	通所介護等で▲0.5％ の適正化
2019 年度※	＋1.14％	※消費税増税に対応
2021 年度	＋0.7％	コロナ対応分を除けば＋0.65％

出所：厚生労働省資料より作成。

と過去最多を記録した（東京商工リサーチの調査）。深刻な人手不足に見舞われている訪問介護事業が倒産件数の半数近くを占め、小規模の事業所の倒産・休廃業が目立っている。

(3) 上がらない介護職員の賃金、深刻化する人手不足

　介護報酬の抑制政策は、介護現場で働く介護職員の賃金の抑制をもたらしている。2022年は、全産業平均の月収（32万円）と比較して、介護職員の月収は依然として7万円程度低い水準となっている（厚生労働省「賃金構造基本統計調査」による）。

　国（厚生労働省）は、介護職員等の処遇改善策として、月額平均9000円の賃上げに相当する額を補助する仕組み（2022年10月以降は、介護報酬の介護職員等ベースアップ等支援加算に切り替え）を導入したが、処遇改善加算を取得している介護事業所・施設に限定され、同加算が設定されていない訪問看護、訪問リハビリ、福祉用具貸与・販売、居宅介護支援に従事する介護支援専門員や訪問看護師、福祉用具専門相談員などは対象外となっている。しかも、月額9000円の賃上げといわれるが、事業所等に支給される介護報酬総額に賃上げ相当額が上乗せされるだけで、対象外の職員の賃金に対しても手当しようとすれば、1人当たりの賃上げ分は減少する。実際、1人当たりの介護職員の賃上げは、平均で月5000円程度にとどまっている。かりに月額9000円の賃上げがあったとしても、全産業平均並みの賃金水準には遠く及ばず（現場では「一桁」足りないと批判されている！）、これでは人手不足の解消は不可能だろう。

　介護職員の賃金が伸び悩んでいるのは、特別の加算を設けても、加算を算定できる事業者は限られていること、基本報酬が抑制・削減されているため、介護職員の基本給の引上げにまで回っていないことによる。しかも、介護現場で多くの割合を占める非正規・パート労働者

の賃金は、介護保険制度開始以降、ほとんど横ばいである。

　給付抑制政策を中心とした介護制度改革（＝介護職員の賃金の抑制）は、当然の帰結として介護現場の深刻な人手不足を加速し、介護現場の労働を一層過酷なものとし、介護職員を疲弊させ働き続けることを困難にしている。特別養護老人ホームなど介護施設では、月に6～7回の夜勤をこなす介護職員も珍しくなく、健康を害する介護職員も増大している。介護の仕事は、ある程度の経験と技能の蓄積が必要だが、必要な経験を積む前に多くの職員が仕事を辞めてしまっており、介護の専門性の劣化が進んでいる。すでに学生が集まらずに廃校に至った介護福祉士養成学校もあり、養成の基盤の毀損も回復困難な程度に達している。経験を積んだ介護職員の減少は介護の質の低下をもたらし、介護事故も増大している。

　中でも人手不足が深刻なのは、在宅介護の要であるホームヘルパー（訪問介護員。以下「ヘルパー」という）である。全国的に30代、40代のヘルパーのなり手がなく、高齢化が進んでおり、現状のままでは、10年も経ないうちに、ヘルパーは枯渇していく可能性が高い。ヘルパーの訪問時間の短時間化も進められ、生活援助では45分以上は、いくらやっても同じ報酬となり、身体介護も長時間の単価が引き下げられている。ヘルパーの賃金は上昇せず、駆け足介護といわれるように、やりがいも失われている。こうした現状を放置している国の無策に、2019年11月、訪問介護を担っているヘルパー3人が、介護報酬の引下げが続く中、労働基準法違反の状態に置かれているのは国の責任として、国家賠償請求を提訴した。第1審東京地裁判決（2022年11月1日賃社1822号62頁）は、原告の請求を棄却したが、原告・弁護団は控訴し引き続き控訴審で争われている。[8]

---

[8]　訴訟提起から控訴までの経緯については、山本志都「ヘルパー国賠控訴審に向けて」賃金と社会保障1822号（2023年）4-6頁参照。

また、介護現場では、慢性的な人手不足への対応として、人材派遣会社を利用する施設が増え、人材派遣の介護職員の確保が常態化しつつある。派遣会社等に支払う派遣料は、2017年度は前年度の倍以上に跳ね上がり、毎年高額になっており、事業者の経営を圧迫している。派遣会社経由で就職してもすぐ離職したりと、トラブルも多い。ハローワークなど公的紹介事業が十分に機能しておらず、予算をつけて公的職業紹介の体制を強化するとともに、派遣料の上限設定など人材派遣会社への規制強化が必要である。

⑷　2024年制度改正に向けて

　介護制度改革は、2024年度の介護報酬改定（医療保険の診療報酬との同時改定になる）に向けて、厚生労働省社会保障審議会・介護給付費分科会で検討が進んでいる。すでに、財務省の財政制度等審議会が「財政健全化に向けた建議」を取りまとめ、2024年の制度改革案を提言している。

　その内容は、①利用者負担の2割への段階的な引上げ、②居宅介護支援（ケアプラン作成）への自己負担の導入、③福祉用具貸与のみを位置づけたケアプランの介護報酬の引下げ、④介護老人保健施設、介護医療院の多床室における室料の全額自己負担化、⑤区分支給限度額の対象外の加算に対する特例措置の見直し、⑥訪問介護、通所介護を利用する軽度者（要支援1・2）の市町村の地域支援事業への移行など多岐にわたる。

　このうち、①②⑥については、2021年の制度改革案でも提示され見送りになっていた懸案だが、②⑥については、いまだに反対が強く、2024年制度改正でも実現可能性は低い。これに対して、①の利用者負担の2割への引上げは、75歳以上の高齢者（年収200万円以上）の医療費の窓口負担が2割とされたこととの整合性を名目に（第4章3参

照）、同様の基準（年収 200 万円以上）で 2 割負担化される可能性が高い。3 割負担となる現役並所得者の基準は、すでに医療保険の基準に合わせて引き上げられる。

④は、2021 年制度改正では、介護療養病床の廃止と介護医療院への移行を優先したこともあり見送られたが、2023 年度末（2024 年 3 月末）での介護療養病床の廃止が確実視されるため、2024 年の制度改正で導入される見込みである。

年金の受給額が減少傾向にある中、度重なる自己負担増は、高齢者の家計を圧迫し、必要な介護サービスを利用できない高齢者が続出する結果を招くおそれがあり問題である。

5 介護保険の現状

(1) コロナ禍による介護崩壊—医療と切り離された介護現場

介護制度改革により、低位に据え置かれた介護報酬のもと制度基盤が脆弱なうえ、慢性的な人手不足と医療から切り離された介護の現場は、新型コロナのパンデミックにより、「介護崩壊」ともいうべき深刻な状況にさらされた。[9]

前述のように、新型コロナの感染拡大のたびに高齢者施設でクラスターが発生し、入院病床の不足で、重症化のおそれのある要介護者が感染しても入院できない状況が続き、施設内療養（施設内留め置き）を余儀なくされた（感染拡大時には、入院が原則であったはずが、実質的には施設内療養が大半となった）。しかし、医療から切り離され、感染症対策の経験やノウハウも十分得ていない介護現場で、施設において医療機関と同様の感染対策を講じることは不可能で、必要な医療を受けることができず施設内で亡くなる高齢者が続出、死者数増の大

---

9 コロナ禍の介護現場の状況について詳しくは、伊藤・岐路に立つ 54-57 頁参照。

きな原因となった。

　クラスター発生時には、施設内での陽性者の個室への隔離やゾーニング（他の入所者との生活空間の区分け）の実施、陽性者を担当する介護職員の固定などが必要だが、介護保険の現状の職員配置基準や施設の構造、さらに深刻な人手不足で、これを実践することはほとんど不可能であった。また、施設入所の認知症や精神疾患をもつ高齢者が陽性者となった場合、隔離や感染対策の必要性が理解でききないため、対応は困難を極めた。認知症の高齢者の場合、部屋が変わると不穏になり、陽性者を集めて隔離することができず、ベッドをカーテンで仕切る形で対応するしかなかった施設もあった。これでは施設内での感染拡大を防げるはずもない。とくに第8波（2022年12月〜2023年2月）では、厚生労働省は、自治体と連携し、施設への医療チームの派遣などの対策を講じたものの、感染の急拡大で、医療機関が対応しきれない事例が続出した。クラスター発生時には、施設職員の感染も激増し、出勤停止が続出、ただですら人手不足の現場では、感染対策で膨れ上がった業務が回らず、残った職員の長時間労働が深刻化した。急激な感染拡大で、陽性が判明した無症状の職員が陽性の入所者を介護せざるをえなかった高齢者施設もあった。

　在宅介護でも、介護職員の感染や濃厚接触者になる事例が増大し、ぎりぎりの人員体制で行っている小規模の事業所では、勤務体制が組めなくなるところも出た。それでなくても、各事業所では、感染対策などの業務負担が増え、感染に対する不安や家族の反対を理由とした職員の退職も発生し、現場の人手不足に拍車をかけている。同時に、要介護の高齢者は、コロナ禍で認知症の進行や身体機能の衰えが目立ちはじめた。繰り返される感染拡大により、介護現場の疲弊は極限に達している。

(2) 新型コロナ感染症の5類移行後の介護現場

　新型コロナの感染症の5類移行後（2023年5月8日〜）は、前述の
ように、公衆衛生の大幅な後退がみられ、感染者数など感染状況がつ
かめなくなっている（第6章5参照）。

　感染予防の柱となっている高齢者施設の入所者・職員や通所・訪問
系の介護事業所の職員等への行政による無料のPCR検査も、5類移行
後は縮小され、抗原検査で陰性だが発熱が続いている人など限られた
人しかPCR検査が受けられない状況となっている。高齢者施設では
必要な検査もできず薬も不足し、施設内で亡くなる高齢者も増えつつ
ある。ウイルスを施設内に持ち込ませず、クラスター発生を防ぐため、
何より、高齢者の命を守るため、入所者・職員に対する定期的、頻回
な無料のPCR検査（PCR検査の費用を自腹で捻出できる施設はまず
ないだろう）が不可欠なのだが、国・自治体はそれすら十分行おうと
していない（東京オリンピックの時は、健康な選手に毎日PCR検査
が行われていたのに、要介護者や体力の弱った高齢者施設の高齢者に
なぜ検査を行わないのか！）。コロナに罹患し高熱が続くだけで、要
介護者や体力の衰えた高齢者には命取りになるのであり、早期発見・
早期治療さえすれば、助かる命なのだが、それがなされていない。第
8波の時と同じく、国（政府）の不作為、無策による高齢者の生命軽
視、人権侵害が繰り返されている。これは前述の国連政策概要の示し
た「人権保障アプローチ」に真っ向から反するし、憲法違反の状況と
いえる（序章3参照）。

　また、5類移行後も、通所介護事業所を中心に、いまだに利用者が
戻らず稼働率が回復していないところが多い。さらに、高齢者施設に
感染者が出た場合、往診や入院調整ができる医療機関を、施設側が全
利用者に対して確保しなければ、「施設内療養」時の補助金は出ないこ
とになった。国・自治体の現場への感染対策の丸投げ、責任転嫁が顕

著になっており、これでは、介護現場の疲弊は解消されないどころか、加速していくこととなろう。少なくとも、感染した高齢者の施設内療養は原則として行わず、国・自治体は、臨時の医療施設を設置するなどして、感染した高齢者が全員入院できるだけの医療機関を確保するべきである。

⑶　家族介護への逆流現象とヤングケアラーの問題

　介護制度改革による給付抑制の連続で、介護保険が使えない制度となっていく中、利用者負担等が困難な低所得世帯を中心に、「介護の社会化」（それとても、もはや国から聞かれなくなった理念だが）から在宅介護（つまりは家族介護）への逆流現象が生じている。家族介護の負担増や介護疲れが背景にある 60 歳以上の親族が加害者になった殺人事件（いわゆる「介護殺人」）は、平均して、年間 40 件にのぼるという調査もある。[10]

　また、近年、ヤングケアラーの問題が注目を浴びている。「ヤングケアラー」とは法令上の定義はないが、厚生労働省の定義では「家族がケアを必要としている場合に、大人が担うようなケアを引き受け、家事や家族の世話、介護、感情面のサポートなどを行っている 18 歳未満の子ども」とされており、同省の調査では、中学生のおよそ 17 人に 1 人が何らかのケアを担っているとされる。介護保険の給付抑制策とそれによる家族介護への回帰（もしくは強要）が、複数の構成員がいる家族では、若年者であっても介護負担を分担せざるをえない傾向を強め、ヤングケアラー問題の温床になっているともいえる。[11]

10　湯原悦子「家族介護と介護殺人」放送大学教材『家族問題と家族支援』（放送大学教育振興会、2020 年）238 頁以下参照。
11　同様の指摘に、澁谷智子『ヤングケアラー――介護を担う子ども・若者の現実―』（中公新書、2018 年）12 頁参照。

6 要介護者の権利保障からみた介護保険法・介護制度改革の課題

(1) 立法的課題

　以上の考察を踏まえるならば、給付抑制中心の現在の介護制度改革の政策転換をはかり、要介護者の権利保障のため、次のような介護保険法の改正を行うべきと考える。

　第1に、経済的理由による要介護者の給付受給権の制約やそれが低所得者に集中的に生じている事態をなくすため、1割（所得により2割・3割）の利用者負担を廃止する法改正が必要である。日本がモデルとしたとされるドイツの介護保険には利用者負担は存在しない。同時に、施設入所者の負担軽減をはかり、特別養護老人ホームの入所者などへの補足給付については資産要件を廃止する必要がある。

　第2に、介護サービス、とくに施設不足による要介護者の給付受給権の制約をなくすため、国や自治体の介護サービスの整備責任を介護保険法に明記し、施設建設費への国庫補助を復活させ、不足が顕著な特別養護老人ホームの増設を進めていくべきである。少なくとも、高齢者人口の5%程度の定員分の介護施設の整備が必要と考える。

　第3に、要介護者の給付受給権を保障し必要な介護保障を行うため、身体的自立度に偏向している現行の要介護認定を廃止し、介護支援専門員と本人・家族の合議で、介護サービス計画（以下「ケアプラン」という）を作成し、ケアプランにもとづくサービスをすべて利用できる仕組みとすべきである。要介護認定の廃止は、「認知症の人と家族の会」も提言しており、廃止により年間600億円の要介護認定の事務費

12　認知症の人と家族の会編『提言・要介護認定廃止―「家族の会の提言」をめぐって…―』（かもがわ出版、2010年）第I部参照。

が軽減できる。要介護度ごとに設定されている支給限度額も廃止となり、支給限度額に縛られず必要なサービスの利用が可能となる。

第4に、要介護者（被保険者）の免除権保障の観点から、第1号被保険者の介護保険料を所得に応じた定率負担にし、賦課上限を撤廃するなどの改革が不可欠となる。実際、ドイツの介護保険では、保険料は所得の2%程度の定率負担になっている。そのうえで、住民税非課税の被保険者については介護保険料を免除とすべきである。そもそも、住民税も課税されない低所得の人から保険料を徴収すべきではない。

第5に、要介護者の介護を受ける権利を保障するために、老人福祉法の福祉の措置を拡充し、市町村責任の強化と措置の対象範囲を拡大する必要がある。

(2) 介護人材の確保と家族介護者の支援

介護人材の確保については、人員配置基準を引き上げたうえで、介護報酬とは別枠で、介護職員だけでなく看護職員や事務職員も対象とした全額国庫負担による処遇改善交付金を創設すべきと考える。なかでも、人材不足が深刻なヘルパーについては、訪問介護部門を介護報酬の仕組みから切り離し、介護保険制度創設前のように、市町村の直営・委託で行う方式にして、公務員として採用していくべきであろう[13]。

また、家族介護者に対する現金給付を介護保険の給付として制度化すべきである。ドイツでは、現金給付が制度化されており、現金給付とサービス給付とは選択でき、あるいは併用することも可能である（ただし、現金給付の支給額はサービス給付よりも低くなる）。現金給付を選択した場合でも、保険者である介護金庫は、適切な介護がなされているかを調査するため、介護等級に応じて、定期的にソーシャルステ

13　同様の指摘に、結城康博「訪問介護における疑似的市場の限界」週刊社会保障3152号（2022年）60頁参照。

ーションの職員を、現金給付受給者宅に派遣することが義務づけられている。さらに、家族介護を社会的に評価し、家族介護者と要介護者との間に就労関係を認め、自治体が介護者の労災保険料を全額負担することで、介護者が介護にもとづく傷病に遭遇した場合には、労災の給付がなされる。

　日本では、家族などの介護者に対する支援は、地域支援事業の中に位置づけられているが、任意事業のため、自治体によって実施にばらつきがある。支援の内容も、介護者交流会の開催や相談事業などにとどまり、家族介護慰労金のように事業として存在していても、要件が厳格なため、ほとんど利用者がいないなど、さまざまな問題があり、実効的な介護者の支援策は皆無といっても過言ではない。前述のヤングケアラーへの支援も、現状では皆無に等しい。ドイツのような現金給付を導入すれば、家族介護者の労働の権利を保障することができるし、家族介護者の負担を軽減することで、悲惨な介護殺人・心中事件も減らしていけるはずである。そして、それに伴う介護保険料の引き上げについては、定率保険料の導入のような抜本改革で対応すべきである。

(3)　介護保険から介護保障へ―総合福祉法の構想

　とはいえ、いまや介護保険そのものが、給付抑制と負担増の連続で、保険料を払っても給付がなされない「国家的詐欺」と称されるまで、[14]制度としての信頼を失っている。高齢者の介護保障を社会保険方式で行うことの限界は明らかで（第4章6参照）、介護保険法は廃止し、自治体の責任で、高齢者や障害者への福祉サービスの提供（現物給付）を行う全額税方式の総合福祉法を制定すべきと考える。[15]

14　伊藤周平・日下部雅嘉『新版・改定介護保険法と自治体の役割―新総合事業と地域包括ケアシステムの課題―』（自治体研究社、2016年）141頁（日下部執筆）。
15　総合福祉法の構想について詳しくは、障害者生活支援システム研究会編『権利保障の福祉制度創設をめざして―提言・障害者・高齢者総合福祉法―』（かもがわ出版、2013年）第3章（伊

200

また、現在、医療制度改革により、必要な医療やリハビリが受けられなくなった高齢者の受け皿として介護保険の給付を再編していく方向がみられるが（いわゆる「地域包括ケアシステム」）、こうした政策は介護保険の給付抑制策により破綻している。介護保険の給付のうち、訪問看護や老人保健の給付などは医療保険の給付に戻すべきである。これにより施設入所者に対する医療の制約もなくなり、要介護者の医療を受ける権利の保障を確実にすることができる。ただし、その場合は、医療保険の負担が増えるので、それについては、公費負担や事業主負担の増大により対応していくべきだろう。

藤周平執筆）参照。

あとがき

　新型コロナ感染症が感染症法上の5類感染症にされて以降（2023年5月8日～）、都道府県別の感染者数・死亡者数の毎日の発表はなくなり、新型コロナに関する報道もめっきり減ってしまった。まさにコロナ禍は終わったかのような雰囲気である。とはいえ、製薬会社モデルナが発表している全国における新型コロナ感染者数（推計値）は、2023年9月1日時点で、12万人を超えており、第9波の感染拡大が、すでに押し寄せている。高齢者施設でのクラスター発生も増えているが、その全国の件数も実態も不明なままである。病床のひっ迫が広がり、医療崩壊で、再び多くの高齢者が亡くなっているのではないか。2023年7月の厚生労働省の発表では、同年5月のコロナ感染による死亡者数は1367人にのぼっている。

　もっとも、序章でみたように、過去最大の「医療崩壊」を引き起こし、過去最多の死者数を出した新型コロナ感染の第8波（2022年12月～2023年2月）の現実を、国（政府）と大手マスコミは完全に黙殺した。第9波でも、犠牲になった人の大半が高齢者であるがゆえに再び黙殺されるのであろうか。あたかも高齢者のコロナ感染死などなかったかのように……こうした高齢者の生命・尊厳の軽視、コロナ死の放置（まさに棄民！）という政策状況に戦慄を覚え、医療・公衆衛生、さらに介護の法制度・政策の課題を権利論の立場から明らかにし、対案を提示したい。これが本書を執筆した動機であり目的である。

　コロナ禍を契機に、高齢者に対する差別的な発言やヘイトスピーチが、インターネットなどのデジタル媒体を通じて、エスカレートしている。2021年12月には、イェール大学助教授の成田悠輔氏が、ネット

番組などで、高齢社会への対応策、社会保障の経済的負担の軽減策として「高齢者の集団自決や集団切腹しかない」と発言した。この発言を『ニューヨーク・タイムズ』が報じたことで（2023年2月）、国内外から批判をあびたが、ネット上では、成田氏に賛同する発言もみられた。高齢者ばかりではない。2022年4月11日に、重度障害者の男性が、1日24時間の重度訪問介護の支給を求める訴訟を提起し、同日記者会見を行ったところ、インターネットサイト「5チャンネル」において、原告男性の生存意義を否定するような誹謗中傷が相次いだ。あまりのひどさに、男性は憎悪表現発信者情報開示を求めて提訴、2022年12月と2023年3月に、東京地裁は、男性の訴えを認め、複数のプロバイダに対し、投稿者の氏名や連絡先等を開示する命令を出した。

　本書でもふれた津久井やまゆり園事件の反省や教訓は何ら活かされることなく、事件後も、高齢者・障害者に対する差別やバッシングはおさまるどころか、むしろ増大している。閉塞感漂う日本社会の中で、高齢者・障害者に安楽死や自殺を勧めるような優生思想が拡大しているのだ。アドルフ・ヒトラー率いるナチス党は、ユダヤ人の大量虐殺を実行に移す前に、「安楽死計画」と称し（当時の計画司令室があった番地の名称をとって「T4計画」ともいわれる）、知的障害者・精神障害者、回復の見込みがないとされた重症疾患患者など20万人以上もの人を「生きるに値しない命」として、ガス室に送り込み殺害した。

　命を軽視する政権は、必ず戦争を引き起こす。社会保障を削減し、多くの高齢者のコロナ感染死を放置し、地元漁業団体や多くの市民の反対を無視し、東京電力福島第一原発の処理汚染水（多核種除去装置［ALPS］で処理しているが、トリチウムのみならずストロンチウム90などの放射性物質が残留しているので、こう呼ぶ）の海洋放出を強行、一方で、中国や北朝鮮の脅威をあおりつつ、防衛費（軍備費）増にひた走る岸田政権に、戦争の影がちらつくのは筆者だけではあるまい。タレント

のタモリさんが口にした「新しい戦前」がはじまっているのかもしれない。

　いまを「新しい戦前」にしないためにも、本書で提言したような医療・公衆衛生などの社会保障の拡充を早急にはかる必要がある。国民の命を守るため、防衛費（軍備費）ではなく、社会保障の拡充にこそ多額の公費を投入すべきだ。それを実現するには、これまでの医療費抑制政策などの政策転換、さらには政治転換が不可欠なのだが、現在の政治状況では、政治転換（政権交代）どころか、政策転換すら絶望的に思えてくる。しかし、あきらめることなく、優生思想に対峙しつつ、社会保障の拡充に向けて、今後も研究を続けていきたい。前述した本書の目的がどこまで達せられたかは、読者の判断を待つしかないが、本書が多くの人に読まれ、社会保障の再構築と拡充に向けての第一歩になってくれることを願っている。

　最後に、本書の成立にあたっては、さまざまな形で多くの方々の助言や援助をいただいた。個々にお名前を挙げることはできないが、学習会の場などで、貴重な時間をさいて、お話を聞かせてくださった看護師や介護士、保健師、自治体労働者の方々に、この場をかりて改めて感謝申し上げたい。そして、自治体研究社の寺山浩司さんには、前著『コロナ禍からみる日本の社会保障―危機対応と政策課題―』と同様、急な企画の持ち込みによる出版を快く引き受けていただいたうえに、企画段階から校正に至るまで、前著以上に大変お世話になった。厚くお礼を申し上げたい。

　2023 年 9 月

　　　　　　　　　　　　　　　　　　　　　　　　　伊藤周平

伊藤周平（いとう・しゅうへい）

1960 年、山口県生まれ。鹿児島大学法文学部法経社会学科教授。

労働省（現厚生労働省）、社会保障研究所（現国立社会保障・人口問題研究所）を経て、東京大学大学院社会学研究科博士課程単位取得退学。その後、法政大学助教授、九州大学助教授を経て、2004 年 4 月より鹿児島大学法科大学院教授、17 年 4 月より現職。

専攻：社会保障法

[主な著作]

『介護保険法と権利保障』法律文化社、2008 年、日本社会福祉学会学術賞受賞

『後期高齢者医療制度─高齢者からはじまる社会保障の崩壊─』平凡社新書、2008 年

『社会保障改革のゆくえを読む─生活保護、保育、医療・介護、年金、障害者福祉─』自治体研究社、2015 年

『消費税が社会保障を破壊する』角川新書、2016 年

『社会保障のしくみと法』自治体研究社、2017 年

『社会保障入門』ちくま新書、2018 年

『「保険化」する社会保障の法政策─現状と生存権保障の課題─』法律文化社、2019 年

『消費税増税と社会保障改革』ちくま新書、2020 年

『社会保障法─権利としての社会保障の再構築に向けて─』自治体研究社、2021 年

『コロナがあばく社会保障と生活の実態［コロナと自治体 3］』（編著）自治体研究社、2021 年

『岐路に立つ日本の社会保障─ポスト・コロナに向けての法と政策─』日本評論社、2022 年

医療・公衆衛生の法と権利保障

2023 年 9 月 30 日　　初版第 1 刷発行

著　者　伊藤周平

発行者　長平　弘

発行所　㈱自治体研究社

〒162-8512 東京都新宿区矢来町 123　矢来ビル 4 F
TEL：03・3235・5941／FAX：03・3235・5933
https://www.jichiken.jp/
E-Mail：info@jichiken.jp

ISBN978-4-88037-756-8 C0036

印刷・製本／中央精版印刷株式会社
DTP／赤塚　修